U1076580

现代杀虫技术及特殊环境应用手册

主编　彭　恒　刘洪霞

科学出版社
北　京

内 容 简 介

本书针对基层卫生防疫工作的特点及特殊环境的特点，介绍了杀虫工作的基础知识、科学理念、防制技术及其应用方法。内容包括杀虫剂的选择、有效成分、剂型、管理、使用与配制，杀虫器械的作用，喷洒技术，杀虫剂中毒与急救，场景应用等。可供基层卫生防疫管理人员与技术人员阅读参考。

图书在版编目（CIP）数据

现代杀虫技术及特殊环境应用手册 / 彭恒，刘洪霞主编 . — 北京：科学出版社，2024.1
ISBN 978-7-03-077877-2

Ⅰ . ①现… Ⅱ . ①彭… ②刘… Ⅲ . ①卫生害虫—防治—手册 Ⅳ . ① R184.3-62

中国国家版本馆 CIP 数据核字（2024）第 003626 号

责任编辑：李 玫 / 责任校对：张 娟
责任印制：师艳茹 / 封面设计：龙 岩

科学出版社出版
北京东黄城根北街 16 号
邮政编码：100717
http://www.sciencep.com

三河市春园印刷有限公司 印刷

科学出版社发行 各地新华书店经销

*

2024 年 1 月第 一 版 开本：720 × 1000 1/16
2024 年 1 月第一次印刷 印张：6 1/2
字数：120 000

定价：68.00 元

（如有印装质量问题，我社负责调换）

编著者名单

主　编　彭　恒　刘洪霞

副主编　袁　浩　董昊炜

编著者　（按姓氏笔画排序）

石　华　白　洁　冯欣宇　庄松阳

刘洪霞　芮　冰　李翔宇　周秋明

单文琪　赵春燕　钟汶兵　姜　宁

姜进勇　袁　浩　陶　峰　彭　恒

董昊炜

审　阅　马雅军　杨振洲

前 言

“消杀灭”是消毒、杀虫、灭鼠的简称，长期以来是疾病预防控制工作的重要组成部分，对于减少传染病流行，保护人民健康起着十分重要的作用。近年来传染病的流行促进了全民防疫意识的提升，然而，在工作和生活中，仍然存在许多“消杀灭”技术应用不合理等问题，甚至存在不了解应用禁忌、错误使用相关技术等情况，对人民的身体健康和生产生活安全构成了威胁。

为了便于基层一线技术人员和人民群众快速、准确掌握科学的“消杀灭”技术，我们编写了系列手册，分别为《现代消毒技术及特殊环境应用手册》《现代杀虫技术及特殊环境应用手册》和《现代灭鼠技术及特殊环境应用手册》。系列手册内容覆盖了“消杀灭”相关的基本概念、知识、基本技术、使用方法和注意事项等。我们希望通过本系列手册将相关科学知识准确传递给读者，在编写时力求通俗易懂，以文字配以图片的形式，便于读者理解，以满足不同知识背景读者的阅读需要。

为了更好地符合实际应用需求，我们在本系列手册的编写中注重对用品选择、药品配制、施药、储存、废弃物处置、个人防护和中毒处理等实际应用环节的说明；对于近年来新出现的技术进行了简要介绍；对特殊环境下“消杀灭”技术的选择和注意事项进行了说明，以便对读者的实际工作有所帮助。

虽然编者尽力追求更加完美，但由于学科的快速发展，加上编者水平有限，书中难免存在不足之处，望各位同行及读者提出宝贵建议，以便我们加以改进。

彭　恒　教授

中国人民解放军海军军医大学

2023 年 11 月

目　录

第一章

基础知识

第一节　卫生害虫的基本概念

一、卫生害虫的定义和范畴

“害虫”一词是危害人类健康、生产、生活的节肢动物的总称，包括卫生害虫、农业害虫、林业害虫和仓储害虫等。其中卫生害虫是危害人类健康的害虫的总称，本书中所指的害虫，如无特别标注或说明，均为卫生害虫。农业害虫主要危害农作物，如蝗虫、介壳虫、褐飞虱、玉米螟、斜纹夜蛾、苹果蠹蛾等。林业害虫主要危害森林及林产品，如天牛、松毛虫、舞毒蛾等。仓储害虫主要危害仓储粮食、物品，如印度谷螟、米象、药材甲虫、书虱等。

农业害虫、林业害虫、仓储害虫和卫生害虫的分类有一定的重叠，如红火蚁既对生态造成严重危害，属于农业害虫，同时又叮咬人，引起皮炎、过敏甚至休克，也属于卫生害虫。另外需要指出的是，害虫与益虫两者不是绝对的，一种昆虫可能对人类有害，但在其他方面也有一定的益处，如蝇类在人类中传播多种疾病，但它也为多种植物授粉，因此在防制害虫时，不应在所有场合都追求完全杀灭所有害虫的目标，应当具有整体生态环境安全的意识，并注意遵循实事求是和因地制宜的原则。

二、卫生害虫的危害

卫生害虫对人类的危害包括直接危害和间接危害。直接危害是指卫生害虫对人的叮咬、吸血、骚扰、毒害和直接寄生。如蚊、蚤、虱、臭虫等害虫叮咬吸血，干扰人们正常的生活、工作和学习，可导致被叮咬部位瘙痒挠抓，引起继发性细菌感染；红火蚁、松毛虫、隐翅虫等叮咬和接触皮肤后可引起严重的皮炎；蠕形螨、疥螨等寄生于人体皮肤中，可引起酒渣鼻、疥疮等皮肤病。卫生害虫可传播多种疾病，严重危害人类健康，如蚊虫传播疟疾、流行性乙型脑炎（乙脑）、登革热等；蝇类、蟑螂传播伤寒、痢疾、脊髓灰质炎等；蜱虫传播森林脑炎、新疆出血热等。由卫生害虫传播的疾病又称为虫媒病，是全球范围内主要的传染病类型之一，每年病例数可达数亿例，并造成至少数十万人死亡，一直是需要重点关注的公共卫生问题。

第二节　常见卫生害虫种类

一、蚊

蚊是最常见的卫生害虫，广泛分布于除南极洲和个别岛屿以外的几乎所有陆地区域。常见的传病蚊类主要有 3 属，即按蚊属、库蚊属和伊蚊属，简称按蚊、库蚊和伊蚊（图 1–1）。

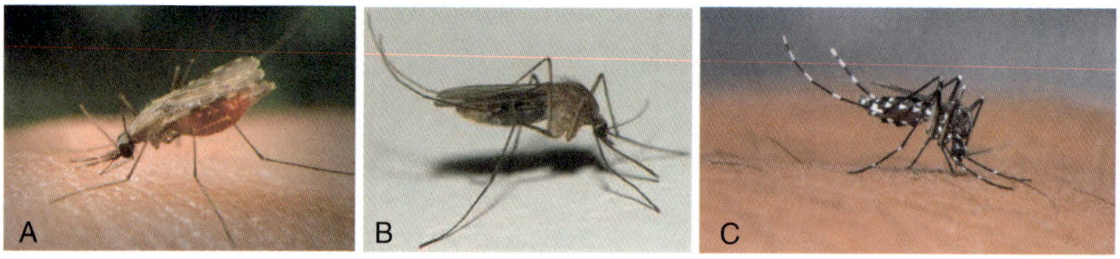

图 1–1　常见蚊虫

A. 按蚊；B. 库蚊；C. 伊蚊

按蚊成虫停息时，喙与身体成一条直线，身体与停息面成一定角度，在大部分按蚊的翅膀上可观察到明显的黑白斑点，活动高峰期为子夜前后 1 小时。库蚊成虫停息时，身体与停息面基本平行，翅膀上没有明显的黑白斑点，身体上也没有明显的黑白环，活动高峰期为 18：00 ～ 20：00。伊蚊成虫停息时，身体与停息面基本平行，身体和足有明显的黑白环。中胸盾片上有白色条纹或花纹，活动高峰期在日出前后和日落前后，白天也会活动吸血。

蚊的一生包括卵、幼虫（孑孓）、蛹和成虫 4 个阶段（图 1–2）。成虫生活在陆地，其他阶段都生活在水中。雌蚊在水中产卵，幼虫孵出，称为孑孓；孑孓经蜕皮 4 次发育成蛹，经约 2 天，蛹完全成熟后，成虫从蛹中羽化。羽化后的成蚊在清晨或黄昏时，通过群舞交配；绝大多数交配后的雌蚊通常需要吸血后才能产卵，雄蚊则不吸血，以植物汁液为食，寿命也较短。在夏季，一般蚊虫繁殖一代需 10 ～ 15 天。

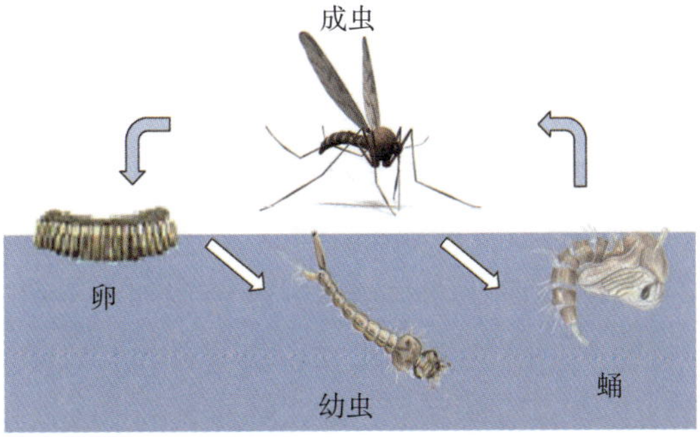

图 1-2　蚊的生活史（以库蚊为例）

蚊叮咬人后使人皮肤瘙痒，影响睡眠。蚊还能传播多种疾病（包括疟疾、流行性乙型脑炎、登革热、丝虫病、黄热病、西尼罗河热、寨卡热、东方马脑炎、西方马脑炎、委内瑞拉马脑炎和基孔肯雅热等）严重危害人类健康。

二、蝇

蝇是极为常见的卫生害虫，分布十分广泛。蝇的种类繁多，包括蝇科、花蝇科、丽蝇科、麻蝇科、舌蝇科、皮蝇科、狂蝇科等，总数超过 10 000 种。常见的蝇种主要有家蝇、大头金蝇、丝光绿蝇、麻蝇等（图 1-3）。

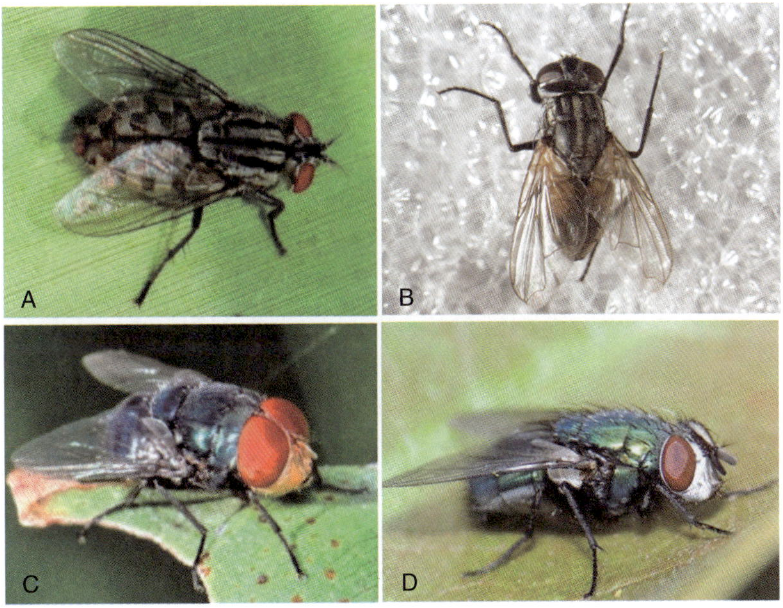

图 1-3　常见蝇类

A. 麻蝇；B. 家蝇；C. 金蝇；D. 绿蝇

家蝇体型属中小型，体长 5 ～ 8mm，胸部背面有 4 条黑色纵纹，腹部常为黄橙色。家蝇遍布世界各地，与人畜关系最密切，能传播多种疾病，幼虫多在人畜粪便中孳生。金蝇体长 9 ～ 10mm，胸腹部呈金属绿色，红色复眼之间的颊部为橙黄色，是重要的粪生蝇类，幼虫多孳生在粪便里，与夏秋季肠道传染病的流行关系密切。绿蝇体长 5 ～ 9mm，胸腹部呈金属绿色或蓝色，红色复眼之间的颊部为银白色，喜欢腐败的动物质；雌蝇常产卵于肉类、动物尸体和动物身体上，可引起蝇蛆病。麻蝇体型较大，胸部背面有 3 条黑色纵纹，腹部可见明显的黑白相间的棋盘斑，卵胎生，雌性麻蝇直接产出幼虫。

蝇的一生包括 4 个阶段，卵、幼虫（蛆）、蛹和成虫（图 1–4）。成虫羽化 2 ～ 3 天后交配，再过 2 ～ 3 天产出乳白色卵。卵经过一段时间的发育，孵出幼虫，也称蛆。蛆经过二次蜕皮，发育为 3 龄幼虫，幼虫成熟后，形成棕褐色的蛹，经过 4 ～ 8 天羽化出成虫。蝇繁殖一代的时间与温度有关，家蝇在 27℃繁殖一代需要 15 天，而在 30 ～ 40℃时，仅需 8 ～ 10 天。

除了对人类的工作和生活造成骚扰外，蝇的主要危害是机械性传播疾病，如传播脊髓灰质炎、肝炎、伤寒、副伤寒、痢疾、阿米巴痢疾、霍乱、炭疽、结核等，还可传播原虫包囊和蠕虫、绦虫虫卵。有些蝇类的幼虫可寄生在器官组织中，引起蝇蛆病。

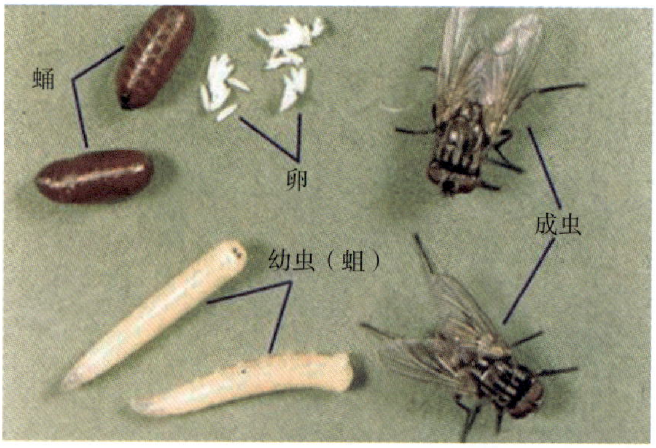

图 1–4　蝇的一生

三、蜚蠊（蟑螂）

蜚蠊俗称蟑螂，全世界种类近 5000 种，我国有 250 余种。蟑螂大部分在室外自生生活，与人类关系不大，一般不认为是卫生害虫。少数蟑螂在人类居室内活动，常见的约 10 种，如德国小蠊、美洲大蠊、褐斑大蠊、澳洲大蠊、黑胸大蠊等，可传播多种疾病，是重要的卫生害虫。

德国小蠊（图 1–5A）是最常见的蟑螂，体型较小，成虫体长 1 ～ 1.5cm，呈淡褐色，前胸背板上有两条黑色纵纹。美洲大蠊（图 1–5B）体型较大，成虫体长 3.5 ～ 4.0cm，呈暗褐色，触角长，前胸背板边缘有淡黄色带纹，中间有褐色蝶形斑，中线前方有一条“T”形黄色条纹，其后缘中部向后延伸成“小尾巴”，雄成虫翅长于腹部，卵鞘内含卵 16 粒。

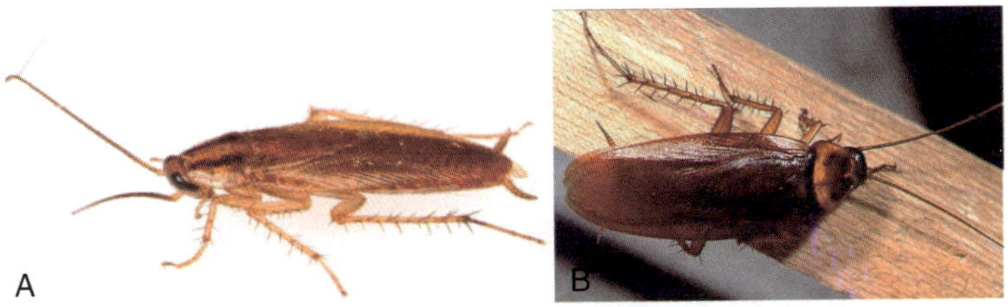

图 1–5　常见蜚蠊（蟑螂）

A. 德国小蠊；B. 美洲大蠊

蟑螂一生经历卵、若虫和成虫 3 个阶段（图 1–6）。雌虫和雄虫交配后，受精卵在雌虫体内形成卵荚。卵荚露出部分呈褐色或深褐色，从卵荚的受精卵中孵化出来的小蟑螂体型小，初期几乎透明，与蟑螂成虫相似，称为若虫；若虫经过多次蜕皮发育为成虫；成虫羽化后 3 ～ 5 天交配，随后产卵于卵荚中。

蟑螂为杂食性昆虫，对含糖和淀粉的食物尤为喜欢，喜欢温暖、潮湿、有缝隙和食物丰富的地方，如厨房、食堂、食品仓库、动物房、饮料间、下水道、沟槽、垃圾污物堆积处等。蟑螂白天主要隐藏在各种阴暗、潮湿的隐蔽场所，尤其喜欢藏匿于木质或纸质的缝隙中，夜晚出来活动、觅食。

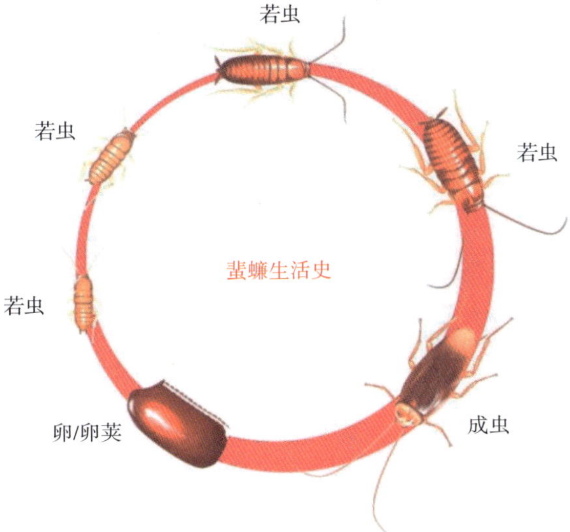

图 1–6　蜚蠊（蟑螂）的一生

蟑螂的危害主要是机械性传播多种疾病，如伤寒、副伤寒、霍乱、细菌性痢疾、阿米巴痢疾、脊髓灰质炎、结核病和寄生虫病等；此外，还携带其他多种病原体，如铜绿假单胞菌、麻风杆菌、黄曲霉菌等。蟑螂的尸体碎片和粪便能使人过敏，引起瘙痒，诱发过敏性疾病。另外，蟑螂还可作为寄生虫的中间宿主，传播长膜壳绦虫病和美丽筒线虫病。

四、白蛉

白蛉属双翅目毛蠓科，是一种小型吸血昆虫，个体比蚊小。白蛉的头部呈球形，复眼较大，呈黑色，胸背隆起呈驼背状。白蛉的翅狭长，末端尖，有许多长毛，停息时两翅向背面竖立，呈“V”字形。其足细长多毛，腹部分为 10 节（图 1–7）。

白蛉的一生经历卵、幼虫、蛹和成虫 4 个阶段（图 1–8）。成虫飞行能力不强，呈跳跃式起飞和停落，于夜间活动。白蛉中，只有雌性成虫吸血，可吸食两栖类、爬行类、鸟类及哺乳动物的血液。幼虫孳生于动物巢穴、墙洞及周围疏松的土壤中，生长较缓慢，一般一年繁殖 1 ～ 2 代。

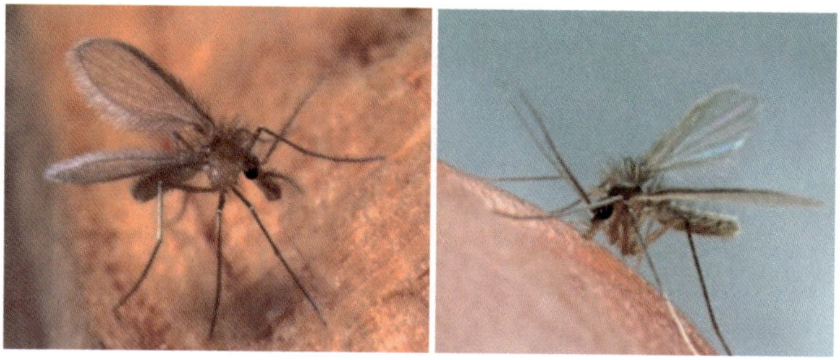

图 1–7　白蛉的成虫

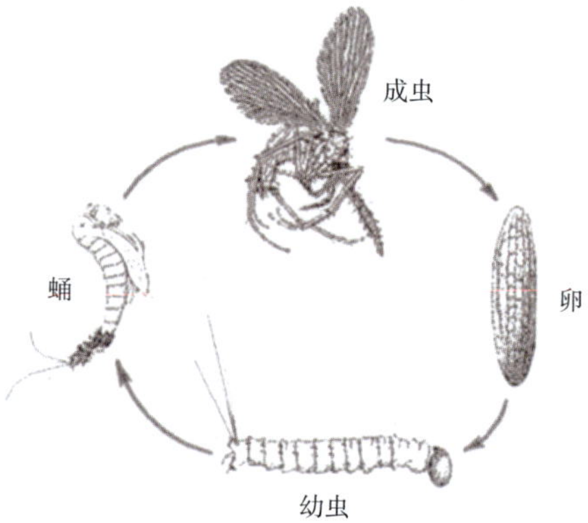

图 1–8　白蛉的一生

白蛉刺叮吸血，可引起强烈的皮肤过敏反应，局部可出现红色丘疹、风团、小结节或糜烂、水疱等损害，愈后可留下色素沉着的斑片。白蛉还能传播内脏及皮肤利什曼病、白蛉热和巴尔通体病等。

五、蚤

蚤俗称跳蚤，成虫较小，体长 1 ～ 6mm，身体呈亮色至暗棕色，体形为卵圆形、侧扁，无翅；足 3 对，十分发达，尤其后足非常适合跳跃。蚤的一生经历卵、幼虫、蛹和成虫 4 个阶段。雌、雄成虫都吸血，交配后雌蚤在碎屑、尘土中产卵，约 5 天后幼虫孵出。幼虫期分为 3 个龄期，可达 200 天甚至更长。幼虫发育成熟后结成白色的茧，在茧中形成蛹；茧外常黏附尘土碎屑，具有伪装作用。成虫从茧中孵出后不久就吸血、交配和产卵（图 1–9）。

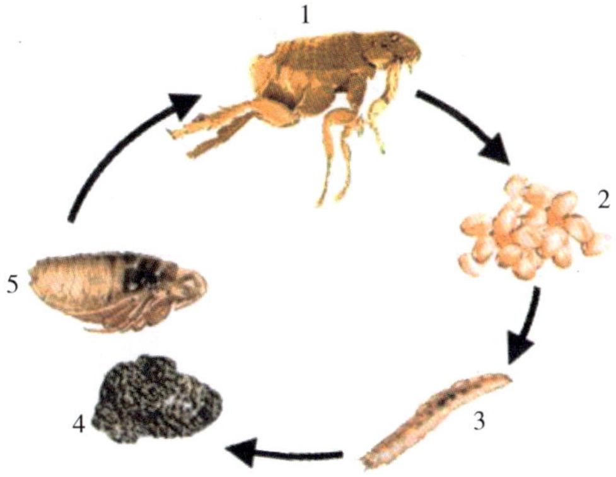

图 1–9 蚤的一生

1. 成虫；2. 卵；3. 幼虫；4. 黏附尘土碎屑的茧；5. 蛹

跳蚤成虫怕光，常藏在宿主的毛发或衣物下，甚至床上，鼠洞和鼠身体上较为常见，多数跳蚤白天和夜间都可吸血。跳蚤成虫出茧需要刺激，如空气振动或宿主在居所、洞穴和窝巢的活动等，否则一直蛰伏。成虫可在茧内存活 4 ～ 12 个月，人或动物进入一个数月无人居住的场所时，蛰伏的跳蚤茧受到刺激，则会大量孵化。饥饿的蚤类会寻找宿主，袭击人或动物。

除吸血、骚扰外，蚤还能传播多种疾病，如鼠疫、地方性斑疹伤寒等，以及长膜壳绦虫病和短膜壳绦虫病。其中传播的鼠疫属于甲类传染病，是对人类危害最严重的传染病之一，而蚤是其主要的传播媒介。

六、虱

虱俗称虱子，寄生在人体上的虱子有3种，即头虱、体虱和阴虱（图1–10）。虱的成虫体型小，无翅，背腹扁平，呈灰白色或浅灰色，阴虱体小而宽。虱的头部有一对黑色小眼和一对短触角，口器特化成喙，适于吸血。虱的足有3对，粗短发达，末端有爪，呈钳状，适于抓住毛发或衣物纤维。

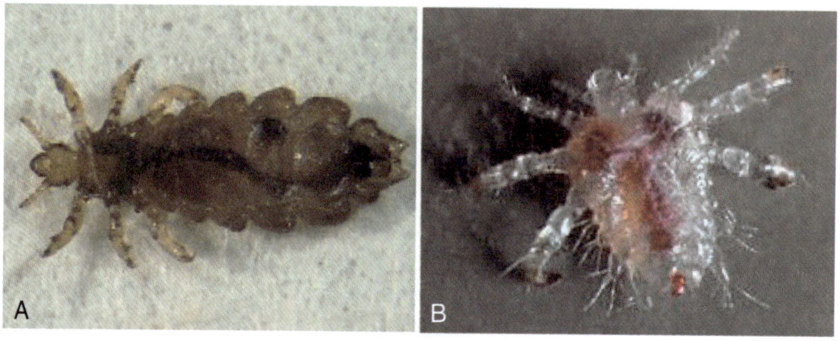

图1–10　寄生于人体的虱

A. 头虱；B. 阴虱

虱是不完全变态昆虫，一生经历卵、若虫和成虫3个阶段，若虫和雌、雄成虫都吸血。雌性虱交配后产卵，卵黏附在毛发或衣物纤维上，呈白色、椭圆形。从卵中孵出的若虫与成虫相似，需吸血并经历3个若虫期，7～12天后发育为成虫。未吸血的虱离开人体2～4天即死亡。成虫可存活约30天，对温度敏感，能迅速感知尸体温度的下降，并会弃之另寻新宿主；也会离开体温过高的人体，40℃以上不取食。体虱易流行于拥挤或很少换洗衣服的人群中，如简陋的监狱、难民营或战壕中，也可见于洪水和地震等灾后居住拥挤、卫生条件差的人群中。虱除了吸血外，还传播多种疾病，如流行性斑疹伤寒、虱媒回归热、战壕热等。

七、蠓

蠓也叫小咬，成虫很小，仅1～2.5mm，肉眼不易看清。蠓的头部有一对突出的复眼，口器非常小且不明显，垂直向下伸出。蠓的翅短而宽，休息时叠于腹部上方，似折起的剪刀。吸血蠓的翅上大多有明显的斑点，腹部呈棕黄色或黑褐色（图1–11）。

蠓的成虫以天然含糖液体为食，雌虫吸血，全天都可叮咬，但多在夜间特别是上半夜叮咬吸血。蠓的口器短小，不能穿透衣服，常成群地围绕在头部，叮咬面部及其他裸露的皮肤。蠓大多在室外活动，叮咬可引起虫咬性皮炎，常比被蚊叮咬后反应强烈，有的人还会产生丘疹性荨麻疹，奇痒难忍（图 1–12），有的人被叮咬后继发蜂窝织炎、淋巴管炎、淋巴结肿大等，个别病例可引起过敏性休克；还可传播常现丝虫病、链尾丝虫病和奥氏丝虫病等。

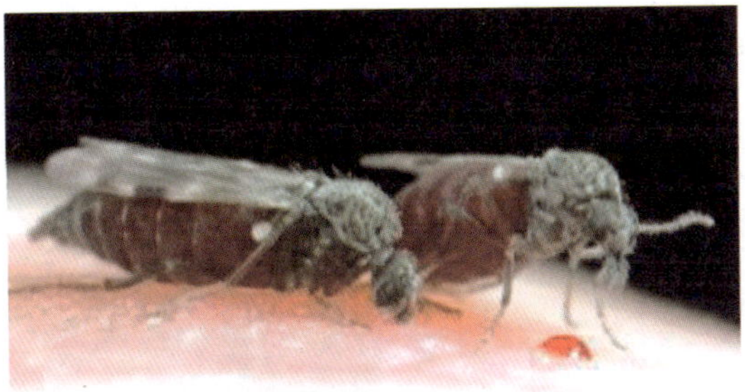

图 1–11 蠓

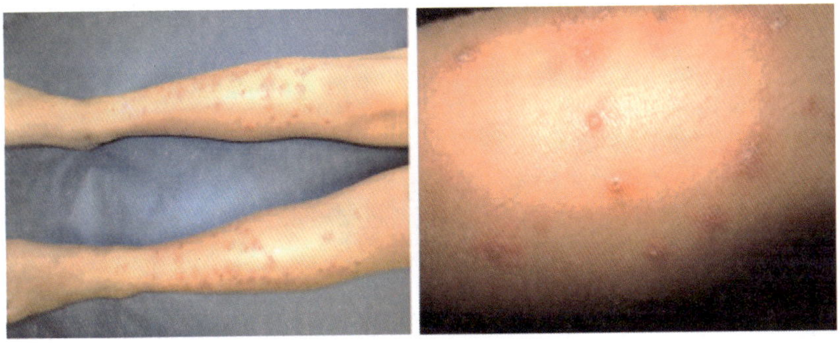

图 1–12 蠓咬性皮炎

八、蚋

蚋俗称黑蝇，成虫体较小，长 1.5 ～ 4mm，胸部发达，多为黑色。蚋的翅宽、透明无色斑，复眼较大，触须短粗，口器短，无法深度刺入宿主组织，上唇的齿牵拉皮肤，上、下颚像锉刀样刺穿皮肤和血管，蚋舔食渗出的血液（图 1–13）。

蚋的卵、幼虫和蛹均在流动的水中生活，常见于水质清澈、流速较快的山间溪流中，甚至湍急瀑布流水中的树枝、茎叶、水草上，成虫则在陆地生活。蚋常成群攻击叮咬吸血，叮咬凶狠。蚋大量侵袭时，可将动物叮咬致死。人被蚋叮咬后，会引起局部红肿、发炎、溃烂，以及过敏等全身性反应（图 1–14）。此外，蚋还能传播人盘尾丝虫病、曼森线虫病等疾病。

九、虻

虻又称瞎虻、牛虻、马蝇，体型较大，成虫长 6 ～ 30mm，体色多样，呈暗褐色、黑色、淡红褐色、黄色或绿色，胸腹部常有条纹或斑点，体表颜色鲜艳。虻的头部呈半球形，复眼大且有金属光泽，翅大，透明或具有色斑。雌性成虫的口器粗壮，适于叮咬（图 1–15）。

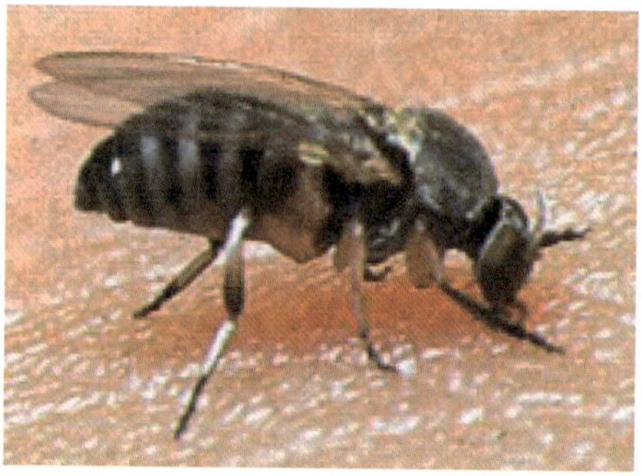

图 1–13　蚋

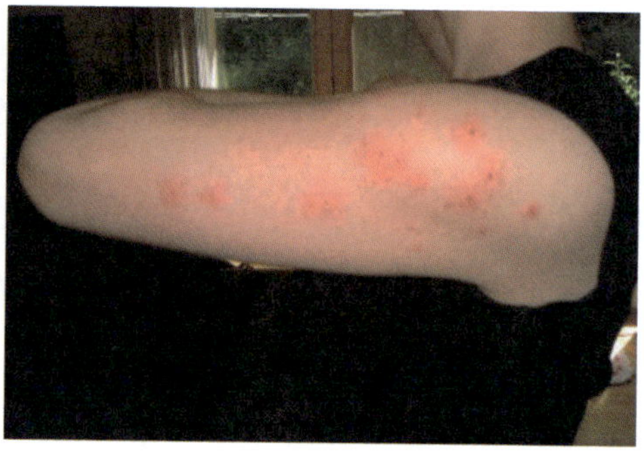

图 1–14　蚋叮咬皮炎

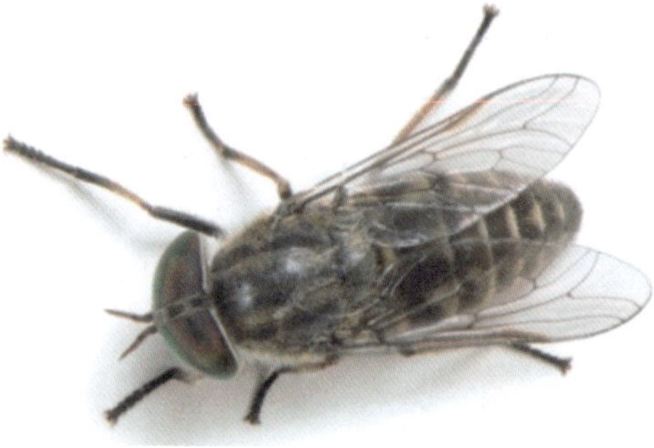

图 1–15　虻

雄虻不吸血，仅雌虻吸血，主要在白天活动。虻一般喜黑色，避白色，体表被水浸湿的动物和人对虻有很强的引诱力。虻的主要危害是叮刺吸血，有些人会产生严重的过敏反应；还可传播多种人兽共患病，如罗阿丝虫病、土拉菌病、炭疽、莱姆病等。

十、臭虫

臭虫俗称床虱，成虫为卵圆形，无翅，背腹扁平，体长 5 ～ 7mm，未吸血时呈淡黄色或淡棕色，吸血后呈深红褐色。头部宽短，有 1 对复眼，1 对触角，喙细长，不吸血时向后弯折，吸血时向前下方摆动，3 对足细长。吸食人血的臭虫有两种：温带臭虫和热带臭虫（图 1–16），两者形态类似。前者分布广泛，后者主要分布在热带和亚热带地区。

臭虫主要栖息在室内的床架、墙壁、天花板、被褥、草垫、床席等的缝隙和糊墙纸的后面。栖息场所常可发现许多棕褐色的粪迹。雌、雄臭虫和若虫都吸血，白天隐藏，晚间出来吸血，喜群居，被发现则迅速逃离。每次吸血数分钟，吸血量可以超过自身体重的 1 ～ 2 倍。臭虫的危害主要是吸血骚扰，有些人被叮咬后反应强烈，被叮咬部位可形成丘疹，奇痒甚至夜不能眠。

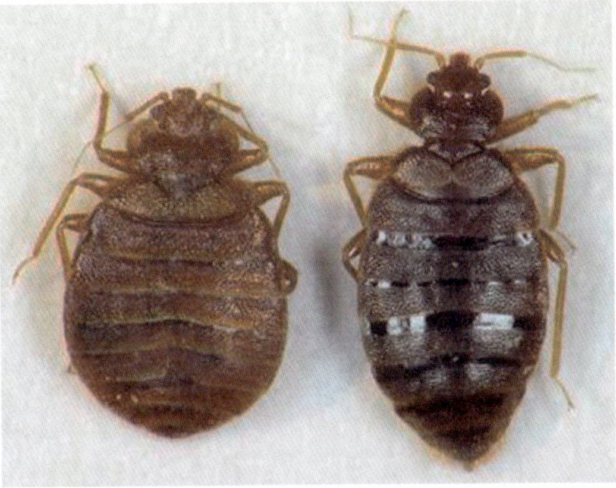

图 1–16　温带臭虫（左）与热带臭虫（右）

十一、锥蝽

锥蝽体型大，长可达 30mm，头部狭长，口器刺吸式，复眼突出，触角细长。前胸背板宽大，后缘两侧呈肩形突出。锥蝽的翅有 2 对，前翅革质色深，后半部膜质，后翅全为膜质。成虫的侧接缘常有明显的色斑。

锥蝽分布于热带和亚热带，雌虫产卵于屋角、墙缝、地板裂缝或动物巢穴内。卵为白色，呈椭圆形；若虫有 5 个龄期，从卵发育到成虫一般为 1 ～ 2 年。锥蝽白天隐匿于墙缝、屋角及其他黑暗处，夜间活动吸血，成虫和若虫均在夜间吸血，过程可持续 10 ～ 25 分钟，人被叮咬时一般不感觉疼痛。锥蝽喜好叮刺人的面颊、眼眦及口唇处，也称为“亲嘴虫”。在南美洲，锥蝽传播美洲锥虫，引起恰加斯病，严重危害人类健康。

十二、蜱

蜱俗称草扒子，属于蛛形纲、寄螨目、蜱总科。蜱不是昆虫，昆虫的成虫有 3 对足，而蜱的成虫有 4 对足。全世界已报道的蜱超过 800 种，根据背面有无盾板分为硬蜱和软蜱两大类。

1. 硬蜱（图 1–17）　成虫背腹扁平，呈椭圆形，长 2 ～ 23mm；体壁为革质，有伸缩性，能大量吸血，吸血后虫体显著增大。头、胸、腹分界不明显。蜱的背面有盾板，雄虫的盾板覆盖整个背面，雌虫的盾板约覆盖前 1/3。可见假头从身体的前方伸出，假头是蜱的口器，用来刺入宿主皮肤吸血。而软蜱的假头从背面一般不可见，依据此特点可区分硬蜱与软蜱的成虫。

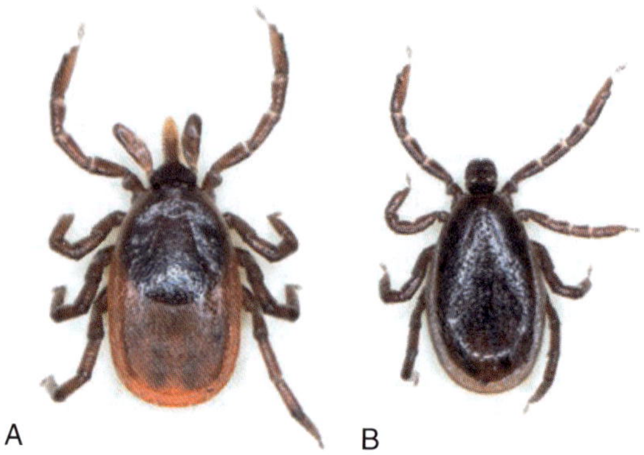

图 1–17 硬蜱

A. 雌虫；B. 雄虫

2. 软蜱（图 1–18） 成虫背腹扁平，呈椭圆形，长 8 ～ 13mm；体壁强韧似皮革，多皱褶，常有细小结节或颗粒。软蜱背面无盾板，假头位于腹面，背面不可见。

蜱的发育过程分为卵、幼虫、若虫和成虫 4 个时期，属于不完全变态（图 1–19）。蜱的成虫交配后吸血，在草根、树根、畜舍等处表层缝隙中产卵。蜱卵呈球形或椭圆形，堆积成团。2 ～ 4 周有幼虫可孵出，幼虫很小，有 3 对足，经 1 ～ 4 周蜕皮为若虫。若虫与成虫形态相似，但较小，有 4 对足。若虫吸血后再经 1 ～ 4 周蜕皮而发育为成虫。硬蜱的若虫只有 1 期，软蜱则有 1 ～ 6 期若虫。硬蜱完成一代生活史时间为 2 个月至 3 年，成虫的寿命为 1 个月至数十个月；软蜱完成生活史需半年至 2 年，成虫可多次吸血、多次产卵，寿命可达 5 ～ 6 年，甚至数十年。蜱耐饥力很强，成虫甚至可达 1 ～ 2 年。蜱的孳生环境因蜱种不同而异，一般来说，动物体表、巢穴、草地、落叶等处较容易发现硬蜱，软蜱大多在动物巢穴内生活。

硬蜱多在白天叮咬，吸血时间可长达数天；软蜱则多在夜间吸血，吸血时间较短，一般数分钟至 1 小时。蜱叮咬人吸血可引起皮肤水肿、发炎，甚至溃疡。蜱的唾液腺中含有麻痹毒素，可导致蜱瘫痪。此外，蜱还可传播多种疾病，包括森林脑炎、莱姆病、克里米亚 – 新疆出血热、蜱媒斑点热、蜱媒回归热、Q 热、鼠疫等，其中许多疾病诊治困难，对人类健康威胁大。因此，在可能有蜱孳生的野外环境训练、活动时，应当特别注重个人防护，尽量避免被蜱叮咬。

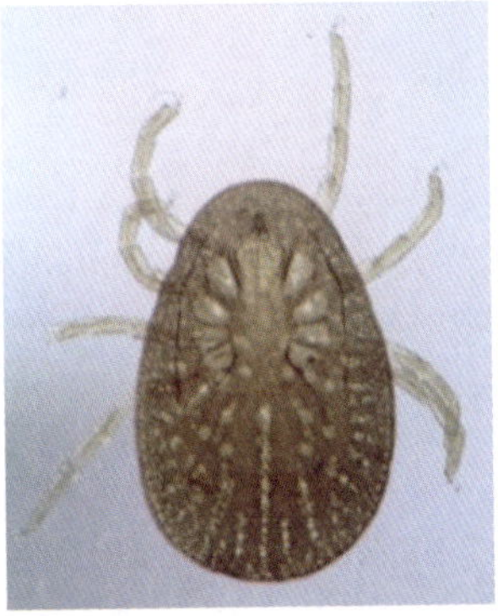

图 1-18　软蜱

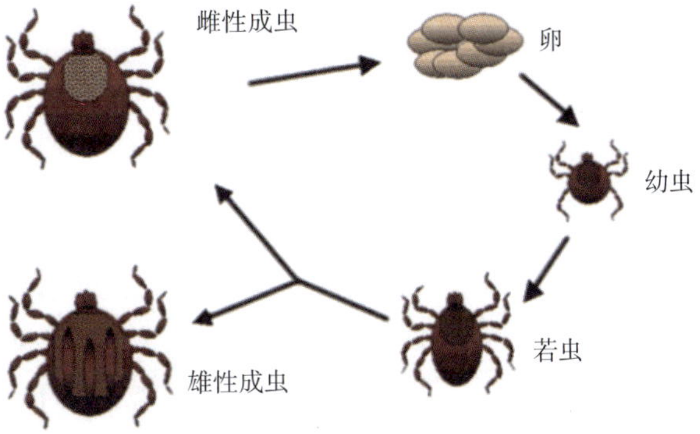

图 1-19　蜱的生活史（以三宿主硬蜱为例）

十三、恙螨

恙螨的成虫和若虫都不叮咬人，但幼虫叮咬人和动物，可传播疾病。恙螨的幼虫非常小，体长 0.15 ～ 0.3mm，肉眼难以发现，呈红色至浅黄色（图 1-20）。恙螨主要孳生在隐蔽潮湿、多草、多鼠的场所，在鼠类身体特别是内耳郭常见。恙螨幼虫喜欢寄生在宿主身体潮湿、皮薄、有皱褶且分泌物多的部位，如腹股沟、外生殖器、腰部、腋下、乳房等处。恙螨幼虫叮咬后，在叮咬局部引起恙螨皮炎，叮咬部位常留下焦痂样痕迹，并引起周边淋巴结肿大，可传播恙虫病和肾综合征出血热。

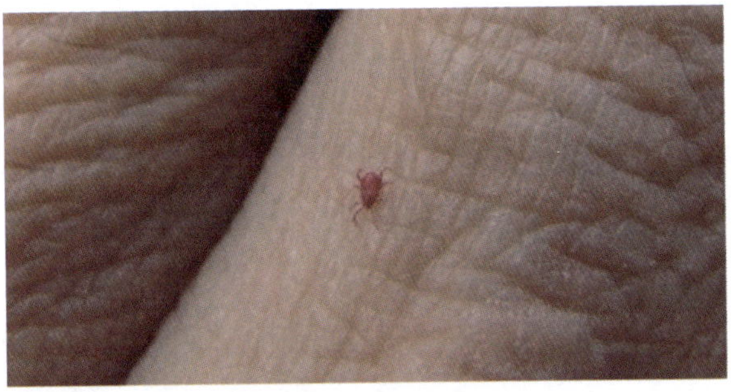

图 1-20　恙螨幼虫

十四、革螨

革螨体型小，长 0.2 ～ 0.5mm，个别种类可达 1.5 ～ 3.0mm，大多数肉眼不易发现，呈卵圆形或圆形、黄色或棕褐色，虫体背腹扁平，腹面有足 4 对。革螨大多种类营自生生活，部分种类寄生在动物或人体体表，极少数寄生在体内，吸食血液，有的还吸食组织液。革螨引起革螨皮炎、肺螨病等，还可传播肾综合征出血热、立克次体痘等。

十五、疥螨

疥螨是一种寄生在人体皮肤中的微小寄生虫，大小仅为 0.2 ～ 0.4mm，肉眼无法分辨。成虫近圆形，背面隆起，乳白色或浅黄色。疥螨的生活史分为卵、幼虫、前若虫、后若虫和成虫 5 期，寄生在人体皮肤表皮角质层间，啮食角质组织，开凿隧道。疥螨常寄生于人体皮肤较柔软嫩薄之处，可引起剧痒，并有丘疹、脓疱、结节、斑块或水疱等皮肤病变，即疥疮。疥疮可通过直接接触或共用毛巾、衣物、寝具等传染，在集体生活条件下容易造成传播，需注意防范。

十六、尘螨

尘螨体型微小，乳白色，肉眼不能发现，喜欢温暖潮湿的环境，以人或动物脱落的皮屑、毛发为生，是重要的过敏原。尘螨包括户尘螨、粉尘螨、仓尘螨等，广泛分布于人类居住场所，在枕头、被褥、毛毯、毛绒玩具、窗帘、软垫、家具等处密度较高，面粉厂、棉纺厂、粮食仓库、食品仓库、中药仓库等地的螨类也较多。一些尘螨的代谢产物是强烈的变应原，能引起过敏反应，表现为哮喘、过敏性鼻炎、皮炎、荨麻疹等。

十七、蠕形螨

蠕形螨寄生在人和哺乳动物的毛囊和皮脂腺内，寄生于人体的有毛囊蠕形螨和皮脂蠕形螨（图 1–21）两种。蠕形螨微小，长 0.1 ～ 0.4mm，躯体分足体和末体两部分，足体腹面有 4 对足，1 对螯肢。毛囊蠕形螨较长；皮脂蠕形螨略短。蠕形螨在人群中感染度很高，具有低度致病性，绝大多数感染者无症状，少数人感染后表现为皮肤组织的炎症反应，如毛囊炎、脂溢性皮炎、痤疮、酒渣鼻、眼睑缘炎和外耳道瘙痒等疾病。

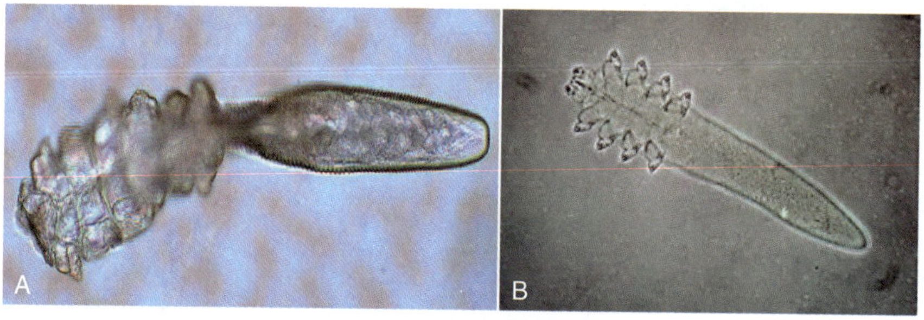

图 1–21　蠕形螨

A. 毛囊蠕形螨；B. 皮脂蠕形螨

十八、粉螨

粉螨呈乳白色，半透明，体型微小，长度为0.12～0.50mm。粉螨怕光、畏热，孳生于阴暗、温暖、潮湿、有机质丰富的环境，如谷物、干果、药材、皮毛等。人的皮肤与之接触可被叮咬，或接触排泄物后发生皮炎，还可引起过敏性哮喘、过敏性鼻炎、过敏性皮炎等。

十九、蒲螨

蒲螨体型较小，长为0.2mm，受孕雌虫可达2mm。雌螨似纺锤形，灰黄色，扁平，腹末端附近膜状，能显著膨大。雄螨较小，肉眼不易见。蒲螨寄生在一些农作物和谷物害虫（如棉红铃虫）的幼虫体上，人接触后可引起皮疹，夏秋两季在仓库、码头的搬运工人身上较易发生。

二十、蜈蚣

蜈蚣俗称百足虫，虫体长而扁，一般为10～15cm，少数种类可达30cm左右。蜈蚣的全身由头及20多个扁平的体节组成，头呈红褐色，其余各节为蓝褐色，每节有1对足，其中第1对足演化为毒肢。蜈蚣咬人时，毒液沿腭牙的毒腺口注入被咬者的皮下而致人中毒。人被咬伤后，除局部红肿疼痛以外，还可发生发热、眩晕、头痛、呕吐等全身症状，甚至出现谵语、抽搐、昏迷等严重的全身症状。

二十一、马陆

马陆属于倍足纲，是多足类动物，生活在潮湿的环境中，通常为夜行性。马陆的每一体节上有2对足，无毒肢。在遇到危险时，其全身卷曲成球，背板可以覆盖足。马陆不叮咬人，但其分泌物可引起部分人严重的过敏反应。

二十二、毒蜘蛛

蜘蛛种类很多，已知的已超过4万种，大部分蜘蛛有毒腺，但毒性较弱。个别种类毒性较强，可能致命。

1. 黑寡妇蜘蛛（图1-22）　学名为间斑寇蛛，是最毒的蜘蛛之一，体长2～8cm，腹部为亮黑色，并有一个典型的红色沙漏状斑记，易辨认。黑寡妇蜘蛛性格凶猛，毒性极强，叮咬人时常较难察觉，5分钟后伤口才开始发热发痛，数小时内开始出现恶心、剧烈疼痛和僵木，偶然还会出现肌肉痉挛、腹痛、发热及吞咽或呼吸困难，不及时处理可能导致死亡。

2. 褐寡妇蜘蛛（图 1–23） 学名为几何寇蛛，与黑寡妇蜘蛛形态相似，但颜色较淡，体型也较小，毒性相对较弱。近年来，我国报道了多起在国外入境货物中查见褐寡妇蜘蛛的事件。

3. 漏斗网蜘蛛（图 1–24） 分布于澳大利亚，是世界上最致命的蜘蛛之一，长 1.5 ～ 4.5cm，身体深棕色和黑色相间，腹部常深李子色，并有黑色过渡。漏斗网蜘蛛喜欢藏身于阴暗、潮湿、凉爽处，生性好斗，人被咬伤后 1 小时内就可能死亡。

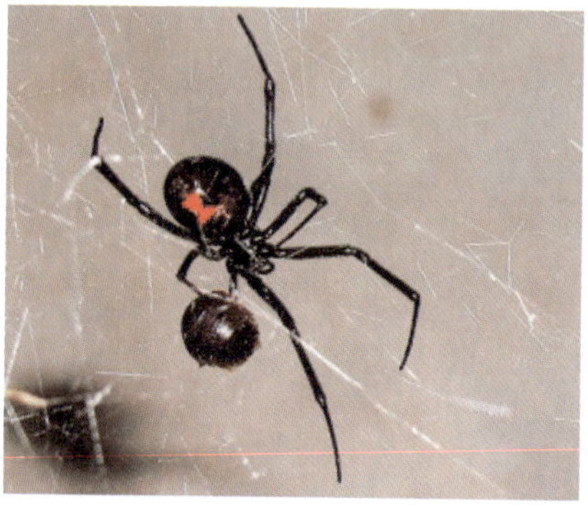

图 1–22 黑寡妇蜘蛛

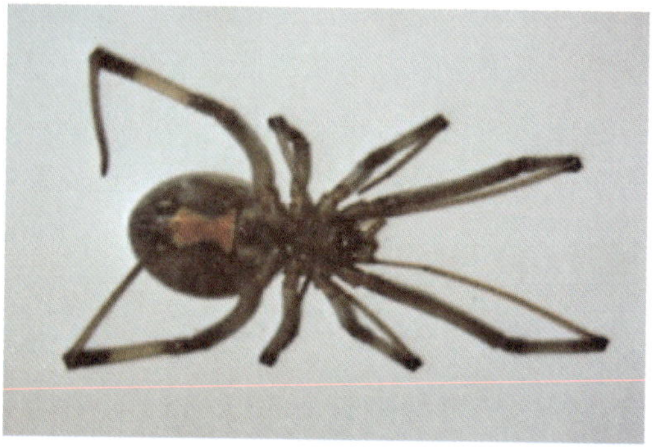

图 1–23 褐寡妇蜘蛛

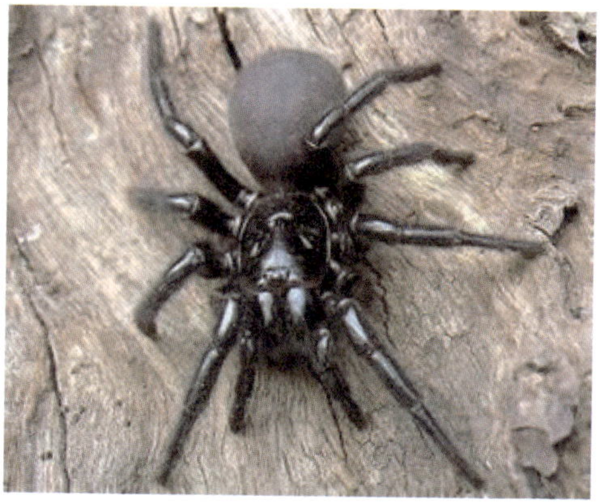

图 1–24 漏斗网蜘蛛

二十三、蝎子

蝎子广泛分布于世界各地，主要分布于热带和温带。成虫体部大多呈黄褐色，也有的为赤褐色、青绿色，头胸部与前腹部融合为体部，后腹部狭长为尾。在蝎子的头部前端具有螯肢 1 对，末端有 2 个强大的爪。胸部有 4 对足。其后腹部分为6节，最后1节膨大为囊状，附有一个有毒腺的尾钩。蝎子以无脊椎动物为食，捕食蜘蛛、蟋蟀、蜈蚣和多种其他昆虫。蝎子大多在夜晚活动，喜欢居住在潮而不湿、光线较暗的场所。蝎子的尾钩会蜇人，人被蜇伤后，局部肿胀灼热，疼痛异常。

二十四、红火蚁

红火蚁是一种农业害虫，同时也是卫生害虫，源自南美洲巴拉那河流域，是有名的入侵物种，属于世界自然保护联盟收录的最具有破坏力的入侵生物之一。1930年红火蚁传入美国，后蔓延至澳大利亚及我国台湾地区，后从我国台湾传入广东吴川县，继而蔓延至广东省内其他城市及我国香港、澳门，目前已在我国南方多地大量入侵。

红火蚁是一种社会性昆虫，每个成熟蚁巢有5万～50万只红火蚁。工蚁长2.4～6mm，身体呈红色或棕色，腹部有明显的腹柄节，柄后腹为黑色（图1-25）。兵蚁较工蚁体型大。除工蚁和兵蚁外，蚁巢中还有蚁后、有翅膀的生殖型雄蚁和雌蚁，白色的卵、幼虫，蛹初期为白色，后期颜色逐渐加深至褐色。红火蚁喜欢捕食昆虫和其他节肢动物，也猎食无脊椎动物、脊椎动物，植物、腐肉也可作为其食物。

成熟红火蚁的蚁巢向外突起呈丘状（图1-26），当蚁丘受到破坏时，红火蚁将异常愤怒，大量涌出并主动攻击入侵者。工蚁和兵蚁用尾刺进攻入侵者，被其叮咬后可出现如火灼般疼痛感，其后会出现如灼伤般的水疱（图1-27）。若水疱破掉，容易引起二次感染。除咬伤与剧痛外，少数人对红火蚁的毒液有过敏反应，可造成荨麻疹、肢体肿胀等，极少数人会出现低血压、呼吸困难等休克症状，有致死的风险。

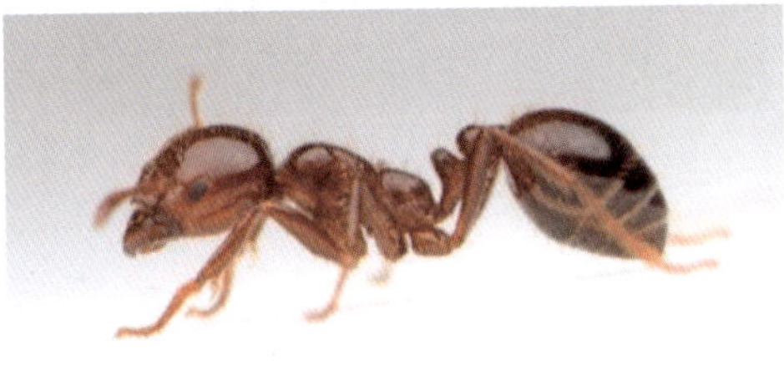

图1-25　红火蚁工蚁

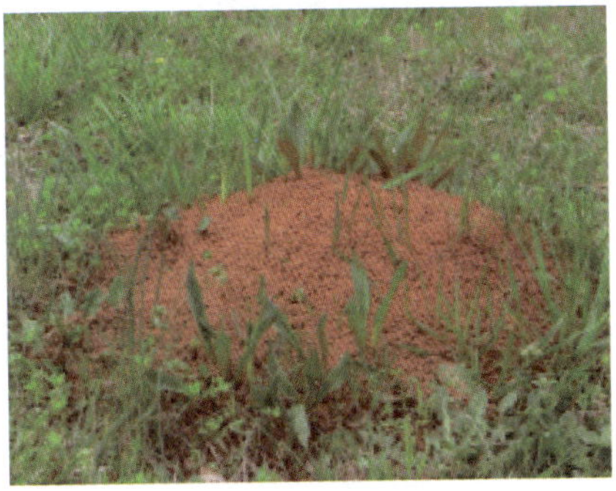

图1-26　红火蚁蚁巢

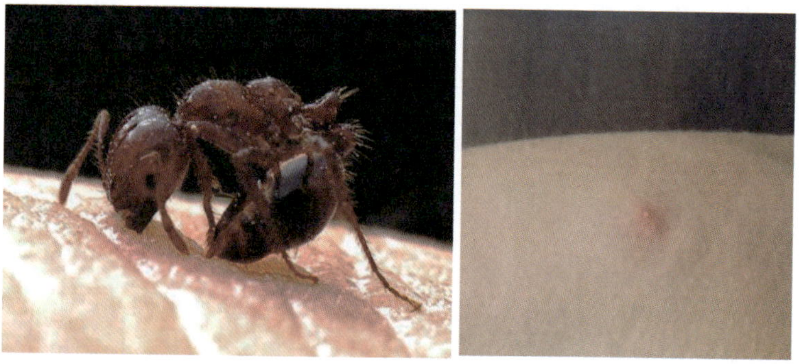

图 1-27　红火蚁蜇伤

二十五、毒隐翅虫

毒隐翅虫的体长约为 7mm，呈红褐色，有光泽，复眼为褐色，咀嚼式口器，前胸背板比头略窄，为长圆形，后部略窄，前翅特化为鞘翅，比前胸背板大，有青蓝色金属光泽（图 1-28）。毒隐翅虫生活在湖泊、溪流旁的湿地里，分布广泛。毒隐翅虫体内含有强烈的接触性毒素，当在皮肤上拍打导致虫体破裂时，可释放出毒素灼伤皮肤，从而引起毒隐翅虫皮炎。局部皮肤起初呈红斑，随后发生密集小丘疹，继而发展为水疱、脓疱（图 1-29），严重者还伴有头痛、低热和淋巴结肿大。毒隐翅虫病例好发于夏秋季，好发于农村及城郊地区，以树木、杂草附近和庄稼地为多，应注意不要在皮肤上拍打，而是应将其吹走。

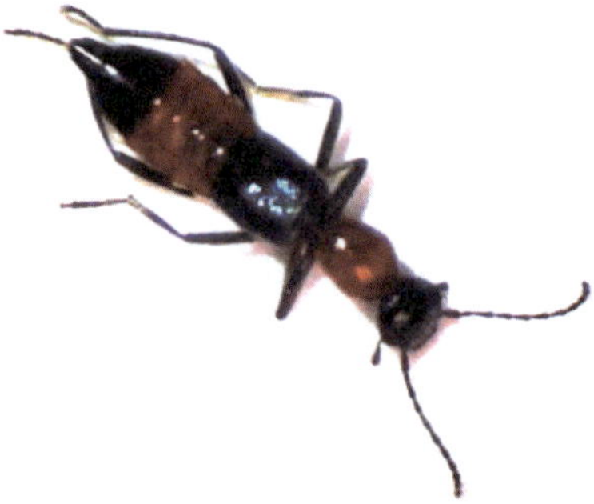

图 1-28　毒隐翅虫

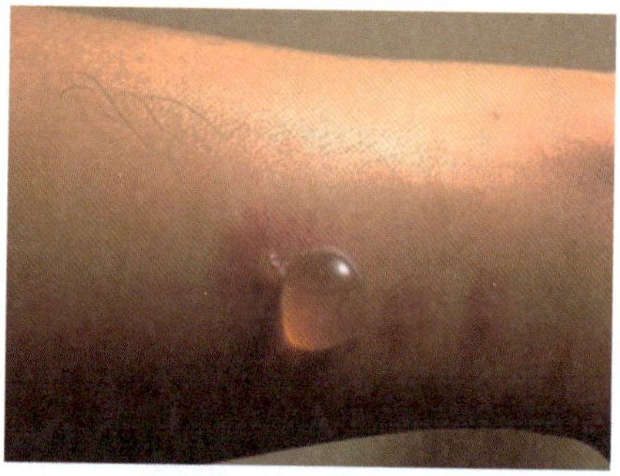

图 1-29　毒隐翅虫皮炎

第二章

卫生害虫防制方法概述

第一节　卫生害虫的科学防制理念

卫生害虫是人类健康的重要威胁，要保障人民健康，必须做好卫生害虫的防制工作。然而，卫生害虫的防制并不是一件简单的事情，往往需要全民参与，科学使用多种防制手段，持续防制才能达到理想的效果。卫生害虫大多与人类关系密切，生存能力强，通常难以用单一方法防制达到理想的防制效果，特别是不应将喷洒杀虫剂作为卫生害虫防制的唯一手段。

化学合成的卫生杀虫剂在 20 世纪 40 年代开始大规模应用后，对卫生害虫及其传播疾病起到了显著的防控作用。由于杀虫剂的突出效果，人们几乎完全忽视了其他防制手段的作用。随着化学合成卫生杀虫剂的长期大量使用，人们发现了严重的抗药性问题，需要不断提高杀虫剂浓度才能将害虫杀灭，但浓度的提升会使环境中的杀虫剂含量升高，从而带来环境污染和人员健康的问题。滴滴涕（DDT）在 20 世纪被大规模应用，由于降解缓慢，对全球环境造成了严重污染，甚至从未使用过杀虫剂的南极洲地区动物体内也有 DDT 的存在，部分地区人体脂肪组织内含量高达 12mg/kg。后续的研究证实 DDT 在人体的蓄积与多种疾病相关，包括激素水平紊乱、肝功能损害和潜在的致癌性。

在当今社会，一些团体、企业或个人因为各种各样的原因，过度推广杀虫剂的应用，甚至不分场合、时机和卫生害虫的危害实际，提倡大量广泛使用杀虫剂。殊不知，长期大量使用杀虫剂不仅会带来环境污染和害虫抗药性增强等问题，还会给人类带来新的健康问题，因此过度使用杀虫剂是不可取的，应提倡综合防制和可持续防制的理念。

综合防制是指因地、因时制宜，结合当地物资供给和经济发展状况，综合采用多种防制方法，将有害生物的密度控制在不足以为害的水平。可持续防制则强调防制措施的实施应尽量减小对人体、社会和生态环境的影响。这两种科学防制理念都不过度要求将卫生害虫全部杀灭、绝对清除，而是强调卫生害虫的活动不会对人的活动造成明显影响，也不带来显著的健康风险，将其控制在较低水平。对于有条件的局部区域，可以争取清除卫生害虫。

第二节 卫生害虫防制常用方法

卫生害虫防制方法多种多样，包括环境治理、物理防制、化学防制、生物防制、遗传防制、文化法规防制等。在不同的实际场景下，需要灵活有效地联合运用这些方法，才能达到理想的防制效果。

一、环境治理

根据卫生害虫本身的生活史、生活习性等生物学特征和生态习性，进行环境改造，控制和消灭节肢动物孳生地。如蚊的幼虫生活在积水中，通常孳生的水体为小型积水，或大型积水的近岸处，或流水的缓流处。因此，可以采取针对积水的各种措施来减少蚊虫孳生，如疏通沟渠、翻盆倒罐、清理容器积水。蝇的幼虫主要孳生于垃圾和粪便中，因此将化粪池加盖，加强垃圾收集、运输、暂存和处理流程中各环节的管理，对于环境中蝇类的防制至关重要。此外，加强室内卫生，加强物品检查和管理，对于防制蜚蠊密度也有重要的作用。

环境治理是在人们认识卫生害虫本身的生物学特性基础上，做出的有针对性的举措，是历史最悠久的卫生害虫防制措施。环境治理一般需要花费较多的人力，见效也需要一定的时间，但在卫生害虫防制中起到十分重要且不可替代的作用。在进行物理、化学和生物防制之前，先做好环境治理，能显著增强相关防制措施的效果，因此卫生害虫的防制也常与环境卫生的治理活动紧密联系，这也是做好爱国卫生运动可有效防制卫生害虫的原因。

二、物理防制方法

物理防制是指通过机械、光、电、热等物理手段杀灭卫生害虫，从而降低密度，减少其对人的危害。如按蚊、库蚊的成虫多在夜晚活动，可被光源所吸引，根据该特点发明了灭蚊灯。灭蚊灯（图 2-1）有一个吸引蚊虫的光源，有的在光源周边设置电网，将靠近的蚊虫电击致死；有的在光源周边设置风扇，将飞近的蚊虫吸入收集网中。粘蟑纸则是根据蜚蠊（蟑螂）在晚间觅食爬行的生活习性，在一张强黏性的硬纸上放置诱饵，蟑螂因诱饵气味的吸引爬行而来，在向诱饵爬行的过程中被胶水粘住，从而被捕获，达到消灭蟑螂、降低蟑螂密度的作用（图 2–2）。物理防制的方法还有很多，如电蚊拍、蟑螂屋、捕蝇笼、粘蝇条、粘蝇纸等。

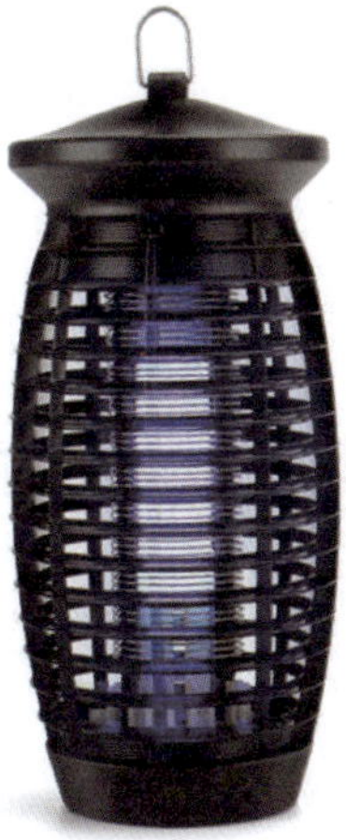

图 2–1　灭蚊灯

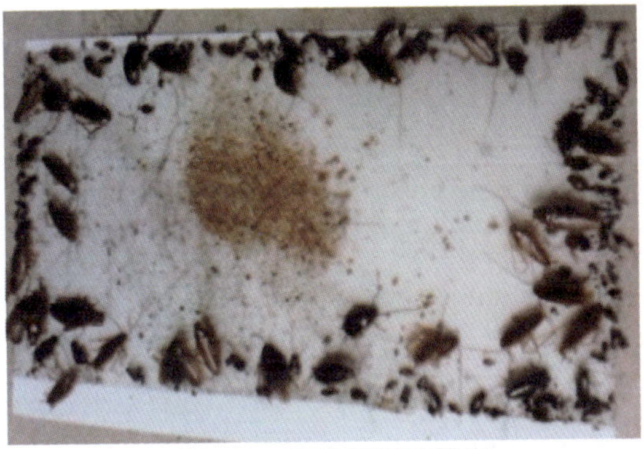

图 2–2　用粘蟑纸灭蟑螂

物理防制方法总体而言对环境污染较小，但需要花费较多人力，有些需要使用耗材，起效相对较慢。在卫生害虫密度较小时，物理防制方法可起到较好的防制效果，但在卫生害虫密度较高时，常需要配合其他防制方法一起使用，才能达到较为理想的防制效果。

三、生物防制方法

生物防制是指利用自然界中的其他生物消灭卫生害虫，包括鸟类、鱼类、线虫、其他节肢动物、真菌、细菌和病毒等。如多种鸟类捕食蚊蝇成虫，鱼类捕食水中的蚊幼虫孑孓，苏云金杆菌可杀灭蚊幼虫，黑胸大蠊浓核病毒可消灭黑胸大蠊。

生物防制方法应用已有较长的历史，在特定情况下可取得良好的效果，但也容易受到气候、环境和生态系统的影响。此外，一些生物有可能会对应用场所的生态系统造成影响，甚至成为入侵生物，在应用时需要谨慎评估风险。

四、遗传防制方法

遗传防制是指通过放射线照射、化学药物处理、品系或近缘种杂交等方法，改变或移换害虫的遗传物质，培育出雄虫不育、细胞质不亲和性、染色体易位等生理缺陷的品系，释放到自然界中，使之与自然种群竞争交配，降低自然种群的繁殖势能，从而达到防制卫生害虫的目的。

近年来，卫生害虫遗传防制相关研究进展较快，在一些特定区域内使用取得了良好的效果，且暂未观察到负面效应，但尚未大规模应用，需要进一步观察长期效果和可能的负面效应。

五、文化法规防制方法

文化法规防制是指通过制定法律法规，颁布文件规定或行业标准规范等，对卫生害虫的控制提出强制性或参考性要求，减少害虫跨区域转移；并且通过各种形式的卫生宣教，增强全民的文化素质和科学防制理念，掌握基本防制技能，自觉保持环境卫生，清除卫生害虫的孳生地，合理使用各种方法减少卫生害虫侵害，保障人民的健康。

文化法规防制与其他防制方法不同，不是传统意义上的防制技术，属于社会管理层面。但由于卫生害虫分布的普遍性，环境中卫生害虫的扩散性和联系，建立完善的法规，提高全民防制卫生害虫的科学意识，对于最终的防制效果起到十分重要的作用，因此，文化法规防制的作用不可忽视。

六、化学防制方法

化学防制是指应用各种化学药剂（包括杀虫剂、驱避剂、引诱剂等）消灭卫生害虫。化学防制方法具有起效快、使用方便的特点，适合大规模应用，特别是在卫生害虫密度高或者虫媒病流行风险高时，能快速降低卫生害虫的密度，减少对人的侵害和疾病传播风险。

需要指出的是，在平时卫生害虫侵害程度不高、传播疾病发生风险低的情况下，卫生杀虫剂不应是卫生害虫防制的首选方法。虽然化学杀虫剂具有简便、高效、快速的特点，受到卫生害虫防制工作者和民众的普遍欢迎，但杀虫剂对人体有一定毒性，可能影响生态环境，长期不合理使用也会引起杀虫剂抗药性等问题。因此，在平时不应常规大量使用杀虫剂，而是应优先选择环境治理、物理防制、生物防制、文化法规防制等方法，配合使用少量杀虫剂。

在相当长的时期内，卫生杀虫剂仍是防制卫生害虫最重要的方法之一。在卫生害虫密度很高，严重影响人们的工作和生活时，或者具有较高的传播疾病风险时，需要合理使用卫生杀虫剂以快速降低卫生害虫密度，从而保障人体健康。本书的第三章和第四章将重点介绍化学防制技术。

第三章

卫生杀虫剂

第一节　卫生杀虫剂基本知识

广义的杀虫剂泛指用来杀死、驱避昆虫的各种化学物质。杀虫剂可分为天然杀虫剂和化学合成杀虫剂。在 1939 年之前，人们主要使用植物来源或矿物来源的杀虫剂，如除虫菊、烟碱、鱼藤酮、汞、砷、硫黄粉等，这些物质都是天然杀虫剂。直到 1939 年瑞士化学家保罗・赫尔曼・穆勒（Paul Hermann M ü ller）发现化学合成的滴滴涕（DDT）具有强大的杀虫效应，便开启了有机化学合成杀虫剂的时代。相对于天然杀虫剂，化学合成杀虫剂具有成分确定、产量大、原料来源相对便利的优势，适于进行大规模工业生产。时至今日，有机化学合成杀虫剂已经成为防制农林和卫生害虫的主要手段，广泛应用于农业、林业和卫生防疫工作中。目前，在卫生害虫防制领域中使用的杀虫剂一般都是化学合成杀虫剂，因此，一般所称的杀虫剂均为化学合成杀虫剂。

一、卫生杀虫剂与农林杀虫剂的区别

根据防制对象的不同，杀虫剂可分为卫生杀虫剂和农林杀虫剂。卫生杀虫剂是指专门用于杀灭和驱除卫生害虫的杀虫剂。农林杀虫剂也常被称为农药，其防制对象是农业害虫和林业害虫。

广义的农药包括卫生杀虫剂（主要用于防制卫生害虫的杀虫剂）和狭义的农药（主要用于防制农林害虫的杀虫剂），两者都必须有农药登记证。在我国，农药登记工作目前由农村农业部的农药检定所管理，卫生杀虫剂的管理参照农药管理方式。它们主要有以下区别。

1. 用途不同　卫生杀虫剂用于防制卫生害虫，而农林杀虫剂主要用于防制农林害虫。

2. 种类不同　卫生杀虫剂种类相对较少，而农林杀虫剂种类较多。

3. 使用场所不同　卫生害虫与人类关系密切，常孳生、活动于人的居住环境中，因此卫生杀虫剂的主要使用场所是人类活动区域，如居室内、房屋周边、垃圾收集处理场所、办公室、厨房、餐厅、食品仓库等。卫生杀虫剂的农药登记证上注明了使用范围，区分为“卫生”“室内”“室外”三种类型，登记使用范围为“卫生”的卫生杀虫剂在室内外环境下均可使用，登记为“室内”的仅能在室内环境使用，而登记为“室外”仅可在室外环境使用。农林杀虫剂的使用场所一般为农作物种植地或林区，一般农林杀虫剂的登记均会登记特定的作物或树木并针对某种特定的害虫，具体使用场所需要视杀虫剂产品具体登记的作物种类而定。

4. 毒性不同　卫生杀虫剂多用于室内，普通人接触概率大，接触时间长，因此要求毒性更低，通常为微毒至低毒，室外环境使用的少数种类为中等毒；而农林杀虫剂一般与人体接触较少，毒性要求相对较宽松，但一些农作物在施药后的一段时间会进入市场售卖，作为食物食用，因此用于食用农作物的农林杀虫剂常要求降解速度较快，杀虫剂残留少，对自然环境影响小。

5. 登记证号不同　农药登记证号一般以 PD 开头，为“品登”的汉语拼音缩写，后面加上年份和登记编号；而卫生杀虫剂登记证号以 WP 开头，为“卫品”的汉语拼音缩写，后面加上年份和登记编号。如登记证号为 PD20171967 的是 2017 年登记的一种颗粒剂，有效成分为吡虫啉，用于防制韭蛆，属于农药；登记证号为 WP20120163 的是 2012 年登记的一款蚊香产品，用于驱避蚊虫，属于卫生杀虫剂。在选择用于卫生防疫的杀虫剂时，应注意查看登记号，选用 WP 开头登记证号的产品。

卫生杀虫剂的详细登记信息可在中国农药信息网（http://www.chinapesticide.org.cn/）查询。

二、卫生杀虫剂的健康风险

一般来说，卫生杀虫剂对人体都有一定的毒性。我国卫生杀虫剂按动物急性毒性试验结果进行分级，分级标准如下（表 3-1）。

根据目前的毒性判定标准，对卫生杀虫剂的毒性要求较为严格，绝大多数种类为微毒至低毒，少数为中等毒；要求制剂对大鼠急性经口半数致死量（LD50）＞ 5000mg/kg 体重，经皮 LD50 ＞ 2000mg/kg 体重，吸入半数致死浓度（LC50）＞ 10 000mg/ m^3（1 小时）；对皮肤、眼无明显的刺激作用，无致敏作用；无遗传毒性或致突变作用，无迟发神经毒性。

表 3-1 卫生杀虫剂毒性分类标准

毒性级别	经口半数致死量（mg/kg）	经皮半数致死量（mg/kg）	吸入半数致死浓度（mg/m^3）	标签毒性及标识
中等毒	50～500	200～2000	200～2000	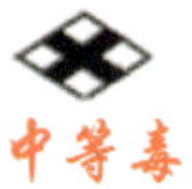 中等毒
低毒	500～5000	2000～5000	2000～5000	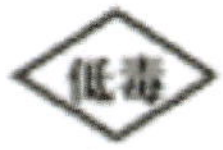 低毒
微毒	＞5000	＞5000	＞5000	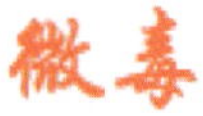 微毒

一般来说，按要求规范使用卫生杀虫剂，对人体不会造成显著的危害。但应避免不规范使用，避免滥用杀虫剂。有研究显示，部分职业人群暴露量较高，可能会引起神经系统、内分泌系统、消化系统和泌尿系统的损害，因此在任何情况下，都应尽可能做好防护措施，减少与杀虫剂的直接接触。

第二节　常见卫生杀虫剂的有效成分

有机氯类杀虫剂以滴滴涕（DDT）为代表，作为最早发现和使用的化学合成杀虫剂种类，曾经在人类防制卫生害虫及其传播疾病的历史上发挥了重要作用。然而，因其对人体健康和生态环境的危害，目前已被大多数国家禁止生产和使用。目前常用卫生杀虫剂的有效成分包括拟除虫菊酯类、有机磷类、氨基甲酸酯类等。另外，新烟碱类、苯基吡唑类、昆虫生长调节剂及微生物杀虫剂也逐渐投入使用。

一、拟除虫菊酯类杀虫剂

除虫菊是一种菊科菊属植物，原产于地中海地区，对昆虫具有杀灭作用。经过研究发现，植物中的有效成分主要有 6 种：除虫菊素Ⅰ、除虫菊素Ⅱ、瓜叶除虫菊素Ⅰ、瓜叶除虫菊素Ⅱ、茉莉除虫菊素Ⅰ和茉莉除虫菊素Ⅱ。天然的除虫菊素杀虫毒力较高，杀虫谱广，对人畜十分安全，不污染环境，没有致癌、致畸致突变等不良效应，也不会发生蓄积中毒，在体内降解极快，但见光极易分解，持效期很短。另外，大规模种植生产受到诸多条件的限制，因此除虫菊的应用场景十分有限，不适合大规模生产使用。

拟除虫菊酯类杀虫剂是模拟天然除虫菊有效成分的分子结构，进行改造合成的一类仿生杀虫剂。第一种人工合成的拟除虫菊酯是丙烯菊酯（allethrin），由美国科学家 Schechter 和 Laforge 于 1947 年合成，1949 年商品化。与天然除虫菊相比，丙烯菊酯的光稳定性有一定改善，但活性变化不大，仍只能用于室内害虫防制。随后以克服光不稳定性和提高杀虫活性为重点，又开发了苄菊酯、苄呋菊酯、胺菊酯等。20 世纪 70 年代初，通过引入苯氧苄醇开发了苯醚菊酯，使光稳定性明显提高。在此基础上，日本住友公司又在分子中引入了氰基，使杀虫活性大大提高。

1972 年英国的 Elliott 成功合成了氯菊酯（permethrin），于 1977 年商品化。其药效高，光稳定性大幅提高，持效期长达 7 ～ 10 天，是一次意义重大的突破。随后又相继合成了氯氰菊酯和溴氰菊酯。至今，拟除虫菊酯类杀虫剂先后有 50 多个品种商品化（图 3–1），并在世界范围内大面积使用，在卫生害虫防制方面发挥了非常重要的作用。

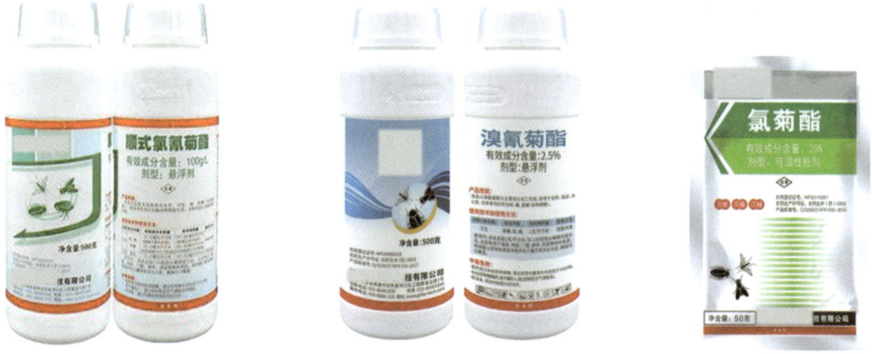

图 3–1　拟除虫菊酯类杀虫剂

（一）主要品种

主要品种有氯氰菊酯、顺式氯氰菊酯、高效氯氰菊酯、溴氰菊酯、氯菊酯、胺菊酯、右旋胺菊酯、氰戊菊酯、*S*– 氰戊菊酯、醚菊酯、联苯菊酯、右旋丙炔菊酯、四氟菊酯、右旋丙烯菊酯、生物丙烯菊酯、*S*– 生物丙烯菊酯、氟氯氰菊酯、高效氟氯氰菊酯、高效氯氟氰菊酯、生物苄呋菊酯、苄呋菊酯、苯醚氰菊酯、右旋苯醚菊酯、天然除虫菊酯、除虫菊素。

（二）作用机制

拟除虫菊酯类杀虫剂属于昆虫神经毒剂，主要作用靶点是昆虫神经细胞轴突部位细胞膜上的电压门控钠离子通道。拟除虫菊酯类杀虫剂与钠离子通道结合，改变了神经膜对钠离子的通透性，钠离子通道持续开放，使钠离子不断流入膜内，从而使负后电位延长并加强，并引起动作电位所需的阈值电位降低。当负后电位超过阈值电位时，第二个动作电位产生，从而产生重复后放，表现为兴奋及不协调运动，最终引起昆虫中毒死亡。根据分子中是否含氰基，拟除虫菊酯类杀虫剂可被分为Ⅰ型（不含氰基）和Ⅱ型（含有氰基）。菊酯类药剂（尤其是Ⅱ型）还可引起神经膜去极化，使神经末端向突触间隙释放大量神经递质，阻断突触传导。此外，还有研究发现，拟除虫菊酯类杀虫剂可以抑制细胞内的 ATP 酶、乙酰胆碱酯酶（AChE）、抗氧化酶、谷胱甘肽过氧化物酶、谷胱甘肽转移酶等，也是其可能的作用机制。

（三）作用特点

（1）高效：杀虫效力比 DDT 高 10 ～ 100 倍，且速效性好，击倒力强。

（2）低毒：对人畜毒性一般比有机磷和氨基甲酸酯类杀虫剂低，特别是因其使用剂量低，所以使用更加安全。

（3）广谱：对农林、仓储、卫生等多种害虫都具有良好的防制效果，多数品种对螨毒力较差，但目前已研发出含有氟原子的菊酯类杀虫剂，具有较好的杀螨效果。

（4）低残留：对食品和环境污染轻。在自然界易分解，使用后不易污染环境，在动物体内易代谢，不产生蓄积作用，也不会通过生物的浓缩富集，对生态系统影响小。

（5）大多数品种无内吸和熏蒸作用。

（6）害虫易产生抗药性，且抗药程度高，不同种类的拟除虫菊酯类杀虫剂交叉抗性明显，是当前应用中的主要问题之一。

早期合成的丙烯菊酯、苄呋菊酯、胺菊酯等，杀虫作用强，但对光不稳定，自然条件下易分解失效，仅用于室内防制。后合成的氯菊酯、氯氰菊酯、溴氰菊酯、杀灭菊酯等，对光稳定，可用于室外害虫防制。

（四）主要应用场景

拟除虫菊酯类杀虫剂具有高效、快速和安全的特点，是目前应用范围最广的卫生杀虫剂，可作为喷雾剂用于室内杀灭各种卫生害虫，也可制备蚊香用于室内驱蚊，还可用于室内外的滞留喷洒和超低容量喷雾等场景。某些杀虫剂，如氯菊酯、溴氰菊酯等可以用于浸泡蚊帐、窗帘，个别种类还可用于浸泡服装或制成专用纤维，如用氯菊酯制备防虫服装。但拟除虫菊酯类杀虫剂一般对鱼类毒性较高，不可用于杀灭水中的卫生害虫，如蚊幼虫的防制等。

二、有机磷类杀虫剂

1937 年，德国化学家施拉德（Gerhard Schrader）第一次在拜耳实验室发现具有杀虫活性的有机磷类化合物。1943 年，商品化的有机磷类杀虫剂对硫磷和甲基对硫磷进入市场，此后这一领域开始了突飞猛进的发展。至今为止，有机磷类杀虫剂已经超过 40 个品种，部分有机磷类化合物还被用于杀菌剂和除草剂。有机磷类杀虫剂合成简单、价格低廉，历史上长期是我国品种最多、产量最高的一类杀虫剂（图 3–2）。有机磷类杀虫剂曾经长期居于农药市场占有率的首位，但自 2009 年被新烟碱类杀虫剂取代市场占有率首位后，其市场份额逐渐下降，部分种类因毒性较大而被某些国家和地区禁止生产使用。

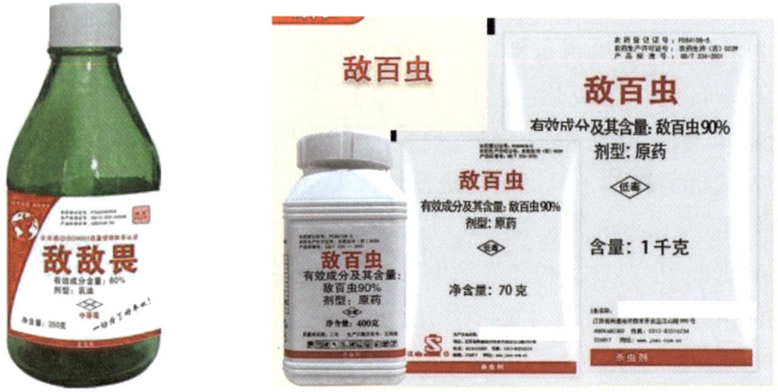

图 3–2　有机磷类杀虫剂

（一）主要品种

主要品种有马拉硫磷、杀螟硫磷、倍硫磷、辛硫磷、溴硫磷、双硫磷、甲基嘧啶磷、甲基吡噁磷、敌敌畏等。

（二）作用机制

有机磷类杀虫剂是乙酰胆碱酯酶抑制剂，而乙酰胆碱是神经系统中一种重要的神经递质。有机磷类杀虫剂与乙酰胆碱酯酶结合，形成磷酰化胆碱酯酶复合体，使得乙酰胆碱酯酶失活，不能催化乙酰胆碱降解，导致乙酰脂碱在神经突触部位蓄积，影响神经兴奋传导，从而使害虫发生痉挛、麻痹、死亡。

乙酰胆碱酯酶失活的过程分为两步，首先有机磷类与乙酰胆碱酯酶可逆性结合，随后磷酸盐不可逆的结合使乙酰胆碱酯酶磷酰化。一旦发生不可逆性结合，乙酰胆碱酯酶将不能再生，因此组织必须合成新的酶。有机磷类杀虫剂作为乙酰胆碱酯酶抑制剂，不仅对靶标昆虫有作用，同时也会导致哺乳动物中毒。氯磷定能逆转第一步反应并使酶重新恢复活性，因此，一旦发现中毒，最有效的方法是立即使用氯磷定解毒。

（三）作用特点

有机磷类杀虫剂的作用特点如下。

1. 广谱高效　杀虫谱广，对常见的卫生害虫和农林害虫有良好的杀灭效果。对害虫毒力较高，高于有机氯类，高于或等于氨基甲酸酯类，但低于拟除虫菊酯类。

2. 作用方式多样　有机磷是胆碱酯酶抑制剂，属神经性毒剂，也同时有胃毒作用和触杀作用，有的还具有熏蒸作用。

3. 杀虫效力与温度呈正相关　在温度较高时，表现出较高的杀虫活力。

4. 易分解　大多数种类对环境污染小，无蓄积作用，残留期短，残留量少，有利于环境保护，但大多数品种容易分解失效。

5. 抗性发展缓慢　应用已有 50 年以上，但不同品种之间的交互抗性不明显。

6. 毒性较高　有机磷类杀虫剂对人体的毒性一般为中毒至高毒类，少数为低毒类，容易造成人、畜急性中毒。

（四）主要应用场景

有机磷类杀虫剂对人体的毒性较高，因此一般不用于室内杀灭卫生害虫，而在室外应用相对较多，可用于滞留喷洒和超低容量喷雾。此外，由于有机磷类对鱼类的毒性较低，因此被用于防制水中的卫生害虫，如双硫磷和倍硫磷用于蚊幼虫的防制。有机磷类抗性发展缓慢，因此可以与菊酯类杀虫剂混配使用，可以杀灭已产生一定抗性的害虫，也可以在一定程度上减缓害虫抗药性的产生。应注意的是，有机磷类与氨基甲酸酯类杀虫剂的主要作用靶点相同，因此这两类杀虫剂一般不混配或联合使用。

三、氨基甲酸酯类杀虫剂

氨基甲酸酯类杀虫剂是在研究天然毒扁豆碱的基础上发展而来的。很久以前西非就发现一种毒扁豆存在一种剧毒物质，1864 年从毒扁豆中分离得到毒扁豆碱，即毒扁豆中的剧毒物质，并于 1935 年完成了人工合成，毒扁豆碱即首次发现的氨基甲酸酯类化合物。1931 年杜邦（DuPond）公司研究了具有杀虫活性的二硫代氨基甲酸衍生物，发现双（四乙基硫代氨基甲酰）二硫物对蚜虫和螨类具有触杀活性，福美双具有拒食活性，代森钠具有杀螨活性，但上述化合物最终未能成为杀虫剂，而由于它们卓越的杀菌活性，作为杀菌剂进入了农药行列。1951 年，瑞士嘉基（Geigy）公司的吉辛（Gysin）发现地麦威具有很强的杀虫作用。1953 年美国联合碳化合物公司（Union Carbide）合成西维因，并于 1957 年开发上市，是第一种真正成为商品并被广泛应用的氨基甲酸酯类杀虫剂，后来成为市场上产量最大的农药品种之一。之后，害扑威、异丙威、二甲威、速灭威被开发成为杀虫剂。这类杀虫剂具有高效杀虫活性，广谱，对高等动物毒性低，原料易得，合成简单，作为商品发展迅速，很快成为年产万吨的商品，是 20 世纪应用最广的杀虫剂之一。此后，化学家们又将肟基引入，开发出了具有触杀和内吸活性的高效杀虫剂，如涕灭威和杀线威等。

（一）主要品种

主要品种残杀威（图 3-3）、茚虫威等。还有一些种类因毒性较强，已被禁止用于部分场合。

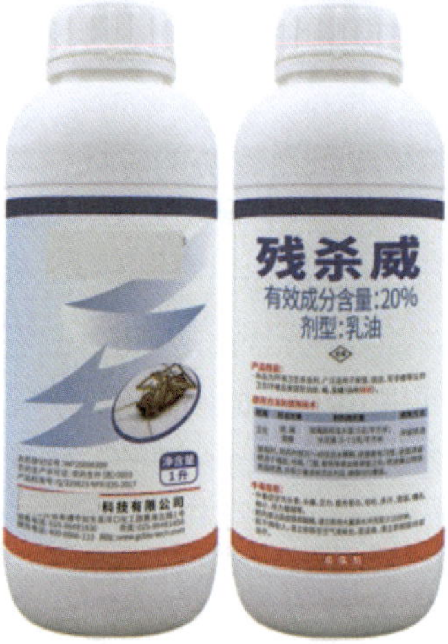

图 3-3　氨基甲酸酯类杀虫剂

（二）作用机制

大部分氨基甲酸酯类杀虫剂的作用靶点是乙酰胆碱酯酶，与有机磷杀虫剂杀虫机制类似，氨基甲酸酯类杀虫剂通过抑制乙酰胆碱酯酶，阻断正常神经传导，引起生理过程失调，使昆虫中毒死亡。氨基甲酸酯类农药与胆碱酯酶结合是可逆的，且在机体内很快被水解，胆碱酯酶活性较易恢复，故其毒性作用较有机磷农药中毒轻。茚虫威作用机制较为特殊，是钠离子通道抑制剂，因其结构中含有 2 个 N 原子、1 个 O 原子的六元环结构，即噁二嗪结构，也被归为噁二嗪类杀虫剂。

（三）作用特点

氨基甲酸酯类化学结构类型较多，具有以下特性。

（1）大多数品种为速效、残效短、选择性强，对成虫的毒效高于幼虫，对天敌安全。

（2）大多数品种对人畜毒性低，在生物体和环境中易降解，无慢性毒性，对鱼低毒，使用安全。

（3）具有对害虫药效较高、选择性强、作用迅速且在低温环境（＜15℃）下效力好，以及可用于防制越冬害虫等优点。

（4）增效作用多样，不同结构的氨基甲酸酯类杀虫剂的品种混合使用，对抗药性成虫有增效作用。

（四）主要应用场景

氨基甲酸酯类杀虫剂使用范围广，应用场景多，可用于室内外喷洒。氨基甲酸酯类杀虫剂常与拟除虫菊酯类杀虫剂混配作为复方杀虫剂使用，具有使用量少、杀灭效果好、抗性产生慢等优点。

四、有机氯类杀虫剂

有机氯类杀虫剂是最早被发现和应用的一类人工合成的有机杀虫剂。1873 年，奥地利化学家欧特马・勤德勒首次合成滴滴涕（DDT），1939 年瑞士化学家保罗・赫尔曼・穆勒发掘出该化学物杀虫效能。其后 DDT 的使用范围迅速得到了扩大，并且在疟疾、痢疾等疾病的预防方面大显身手，挽救了很多生命。

滴滴涕的化学性质十分稳定，在自然环境中难以分解，长期大量使用易污染环境，并可在人畜体内的肝脏和脂肪中蓄积，引起慢性中毒和损害，还被发现具有致癌作用。20 世纪 70 年代以来，许多有机氯杀虫剂已逐渐禁用，被有机磷和其他杀虫剂代替。然而在发展中国家，特别是在非洲国家，疟疾还是危害人类健康最主要的疾病，除了与疟原虫对治疗药物产生抗药性外，也与没有找到能代替滴滴涕的杀虫剂有关。疟疾病例在滴滴涕禁用的地区快速上升，而重新使用后，疟疾发病数又迅速下降。2006 年，世界卫生组织倡议在部分疟疾流行地区使用滴滴涕，用于室内滞留喷洒控制室内按蚊。

（一）主要品种

主要品种有甲基滴滴涕、硫丹、六六六、林丹、狄氏剂、滴滴涕（DDT）等。

（二）作用机制

有机氯类杀虫剂的毒理机制是通过直接影响害虫的神经传导使靶标害虫中

毒死亡，作用机制多样。滴滴涕类作用于昆虫神经系统的轴突部位，影响钠离子通道而使昆虫的正常神经传导受到干扰或破坏而中毒；六六六及环戊二烯类杀虫剂（林丹、狄氏剂）则主要作用于中央神经系统的突触部位，使突触前膜过多地释放乙酰胆碱，从而引起典型的兴奋、痉挛、麻痹等征象；有些有机氯杀虫剂还是 GABA 受体的抑制剂。

（三）作用特点

有机氯杀虫剂的特点是杀虫谱广、残效长、毒性较低。但是其性质稳定，不易降解，在环境中滞留时间长，易造成环境污染；其水溶性很差，脂溶性强，可通过食物链在动物体内富集，可对生态环境造成重大影响，并且给人类的健康带来重大风险，是明确的致癌物。美国生物学家蕾切尔·卡森在其代表作《寂静的春天》中，描述了滴滴涕对环境和生态造成的严重危害，直接推动了现代环保主义的发展。

（四）主要应用场景

由于对人类健康、环境和生态的危害，目前全球大多数国家和地区已经禁止绝大多数有机氯类杀虫剂的生产和使用，但在部分疟疾流行的欠发达地区，世界卫生组织推荐使用 DDT 用于室内滞留喷洒控制室内按蚊。

五、新烟碱类杀虫剂

新烟碱类（烟酰亚胺类、类烟碱类）杀虫剂是在烟碱结构研究的基础上，开发、筛选和合成出来的一类新型杀虫剂。烟碱作为杀虫剂使用的历史可以追溯到 17 世纪，最初人类用烟草浸取液作为杀虫剂。1828 年确定该浸取液的有效成分为烟碱，于 1904 年成功合成，主要用于防制果树、蔬菜和水稻等的害虫。自从 1978 年报道了具有杀虫活性的硝基亚甲基杂环化合物以来，杀虫剂研究工作者们通过该类化合物官能团的变换，于 20 世纪 80 年代中期由德国拜耳公司成功开发出第一个烟碱类杀虫剂——吡虫啉，具有作用方式新颖、选择毒性强、高效、广谱和对环境相容性好等特点。1993 年，为将吡虫啉等源自对天然生物碱结构优化得到的杀虫剂与以前的烟碱类杀虫剂区别，提出了“新烟碱类”杀虫剂的概念。国外一些大的杀虫剂公司相继进入烟碱类似物研究领域，从而使其成为杀虫剂研究开发的一大热点。目前，新烟碱类杀虫剂是市场占有率第一的杀虫剂。

（一）主要品种

目前可用于杀灭卫生害虫的新烟碱类杀虫剂有吡虫啉（图 3–4）、噻虫嗪、啶虫脒、呋虫胺、噻虫胺等。

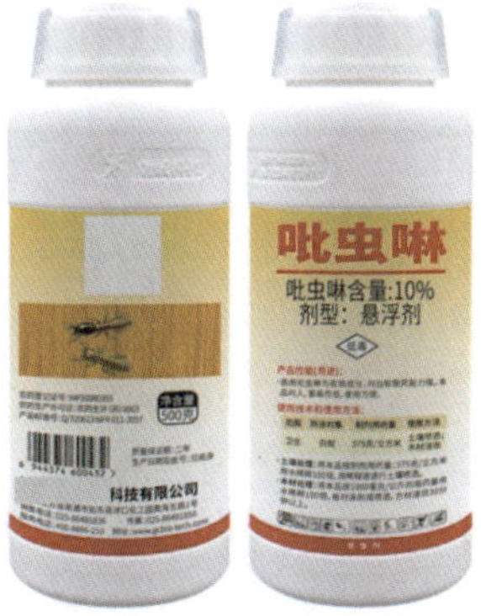

图 3-4　新烟碱类杀虫剂

（二）作用机制

新烟碱类和烟碱类杀虫剂都是作为激动剂作用于神经后突触的烟碱型乙酰胆碱受体（nAChR），并且不被乙酰胆碱酯酶降解，引起昆虫异常持续兴奋，导致昆虫的麻痹而死亡。

（三）作用特点

新烟碱类和烟碱类杀虫剂的选择性毒性差异很大：烟碱类对哺乳动物毒性高，而杀虫活性有限；新烟碱类是高活性的杀虫剂，但对哺乳动物低毒，已用于防制白蚁、蟑螂、蚤等害虫，然而该杀虫剂对蜜蜂等传粉昆虫也具有一定危害。

随着科技的进步和国家农药管理的深入，杀虫剂剂型的研发以高效、安全、环保、方便为主要目标，向水基化、颗粒化、低毒化和多功能化方向发展，新烟碱类杀虫剂等环境友好类杀虫剂占到已登记农药品种的 59% 以上，以悬浮剂、水分散粒剂、悬浮种衣剂等环保剂型作为杀虫剂制剂主体。

（四）主要应用场景

新烟碱类杀虫剂的剂型品种较多，常用于农林害虫的防制，少数用于卫生害虫防制领域，如吡虫啉、呋虫胺等。用于卫生害虫防制的场景多为室外场所，防制蚊、蝇、蟑螂、臭虫、跳蚤等多种卫生害虫，还用于蜚蠊胶饵，以及建筑物、堤坝、木材、电缆等灭治白蚁。由于新烟碱类杀虫剂作用机制与拟除虫菊酯类杀虫剂、有机磷类和氨基甲酸酯类杀虫剂的作用机制均不同，因此适合作为复配成分，制备复方杀虫剂。

第三节　昆虫激素类与微生物类杀虫剂

昆虫激素类杀虫剂与微生物类杀虫剂与传统意义上的化学合成杀虫剂不同。昆虫激素类杀虫剂是一类与昆虫生长发育激素类似的化合物，具有调节昆虫生长发育的作用，使用后可使昆虫的生长发育紊乱，乃至死亡。微生物类杀虫剂可产生导致昆虫中毒的毒素，或直接感染昆虫细胞，导致昆虫死亡。它们的作用方式不同于传统的化学合成杀虫剂，起效较慢，但具有良好的特异性，对环境友好，对人和哺乳动物、鸟类、鱼类等非靶标生物几乎无毒，具有化学合成杀虫剂所不具备的优势。近年来，昆虫激素类杀虫剂与微生物类杀虫剂研究较多，发展也较快，与化学合成杀虫剂合理搭配，能显著减少杀虫剂的用量，有利于环境保护和减缓抗药性的产生。

一、昆虫激素类杀虫剂

（一）分类

昆虫激素类杀虫剂也称昆虫生长调节剂，目前较成熟的主要有两种：保幼激素类和几丁质合成抑制剂。

1. 保幼激素类　保幼激素是一类昆虫分泌的激素，主要作用是保持昆虫的幼虫状态，在昆虫生长发育过程中起到重要的调节作用。1936 年，英国科学家将吸血蝽 4 龄若虫的咽侧体植入取食一天的 5 龄若虫腹部，发现 5 龄若虫不能羽化为成虫，首次证实昆虫的蜕皮和变态受到咽侧体分泌的保幼激素调节。1964 年，美国的威廉斯发现惜古比天蚕蛾的雄蛾腹部富含保幼激素，经乙醚提取了含有保幼激素活性的油状物，并提出作为杀虫剂的设想，之后不断有人从自然界中分离保幼激素。20 世纪 70 年代合成了上千种保幼激素，并筛选出一些比天然保幼激素活性更高的化合物，最早成为商品的是烯虫酯，美国环保局许可登记防制蚊虫。我国在 1973 年开始保幼激素的合成与应用研究，取得了一定的成绩。

2. 几丁质合成抑制剂　几丁质是昆虫表皮的主要成分，抑制其合成能杀灭昆虫。1972 年，荷兰菲利普 – 道弗尔公司发现，苯甲酰脲类化合物 PH6040 可使昆虫幼虫不能蜕皮而死亡，而且活性很高。1974 年，美国汤普森 – 海沃德化学公司对其进行了开发研究，1976 年在美国登记。我国称之为除虫脲，1976 年合成苏脲一号，此后出现了许多新品种几丁质合成抑制剂。有些品种，如氟虫脲，不仅能杀虫，还有优良的杀螨活性。

（二）主要品种

1. 保幼激素类杀虫剂的主要种类有吡丙醚（图 3–5）、烯虫酯等。

2. 几丁质合成抑制剂的主要种类有除虫脲（图 3–6）、灭幼脲等。

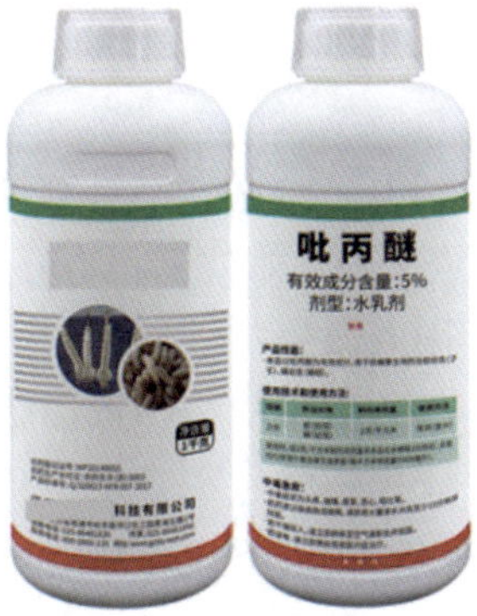

图 3–5　保幼激素类杀虫剂

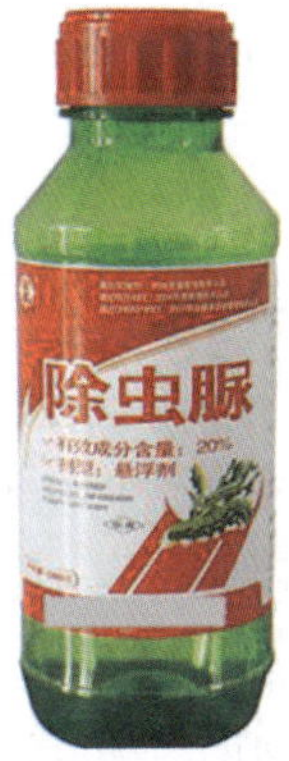

图 3–6　几丁质合成抑制剂

（三）作用机制

保幼激素类似物的作用机制是抑制昆虫咽侧体活性和干扰脱皮激素的生物合成，对卵的孵化有特殊的杀灭和抑制作用，对蚊、蝇、蟑有很好的防制效果。但施药时要选择最佳时期。几丁质合成抑制剂能抑制昆虫几丁质合成酶的活性，阻碍几丁质的合成，即阻碍新表皮的形成，使昆虫的蜕皮、化蛹受阻、活动减缓、取食减少，直至死亡。

（四）作用特点

昆虫激素类杀虫剂是一种特异性杀虫剂，在使用时不直接杀死昆虫，而是在昆虫个体发育时期阻碍或干扰昆虫的正常发育，使昆虫个体生活能力降低、死亡，进而使种群灭绝。昆虫生长调节剂具有对人畜安全、不污染环境及对多数非靶标生物无害或无大害的优点；其不足之处是只局限在昆虫一定发育阶段，作用缓慢。国外称这类昆虫生长调节剂为第三代杀虫剂。

（五）主要应用场景

昆虫激素类杀虫剂适用于不同水质的水体，杀灭蚊幼虫孑孓，还可应用于垃圾收集处理场所，杀灭蝇幼虫蝇蛆。可与化学合成杀虫剂联用，发挥各自优势，既可快速杀灭幼虫，又具有持久效果，并减少化学合成杀虫剂的用量，对环境较为友好。

二、微生物类杀虫剂

微生物类杀虫剂是指利用微生物活体制成制剂，发挥杀灭害虫的效果，包括细菌、真菌、病毒、原生动物和线虫类杀虫剂等。1835 年，美国人巴西（Agostino Bassi）发现白僵菌是引起家蚕白僵病的病原。1879 年，俄国人梅奇尼科夫首次进行了微生物治虫实验：用绿僵菌感染奥国金龟甲。1930 年以后苏云金杆菌用于农业治虫，其制剂“斯波因”是世界上出现最早的商品化微生物杀虫剂。20 世纪 40 年代美国大面积施用乳状芽孢杆菌，药效长达 9 年，该结果刺激了微生物杀虫剂的发展。我国 20 世纪 50 年代先后从法国、捷克、苏联引进苏云金杆菌及其变种。20 世纪 60 年代后中国微生物杀虫剂研究应用发展速度加快，逐渐投入使用。20 世纪 70 年代以来，病毒杀虫剂开始商品化。

在自然界，存在着许多对害虫有致病作用的微生物，利用这种致病性来防制害虫是一种有效的生物防制方法。从这些病原微生物中筛选出施用方便、药效稳定，对人畜和环境安全的菌种，进行工业规模的生产开发，从而制成微生物杀虫剂。昆虫致病微生物的种类很多，已发现的有 2000 种以上，按照微生物的分类可分为细菌、真菌、病毒、原生动物和线虫等。目前，国内外研究开发应用并形成商品化产品的主要有细菌类杀虫剂、真菌类杀虫剂、病毒类杀虫剂。其中，苏云金杆菌以色列变种（bt-14）（图 3-7）、球形芽孢杆菌（bs-10）等可用于杀灭蚊的幼虫。前者对伊蚊效果佳，后者对库蚊效果好；浓核病毒被制成杀灭黑胸大蠊的杀虫剂，具有较好的效果；绿僵菌可用于红火蚁的防制。微生物杀虫剂是生物科学与工程技术结合发展的产物，随着现代生物工程的迅速发展，微生物杀虫剂将有很大的开发前景。

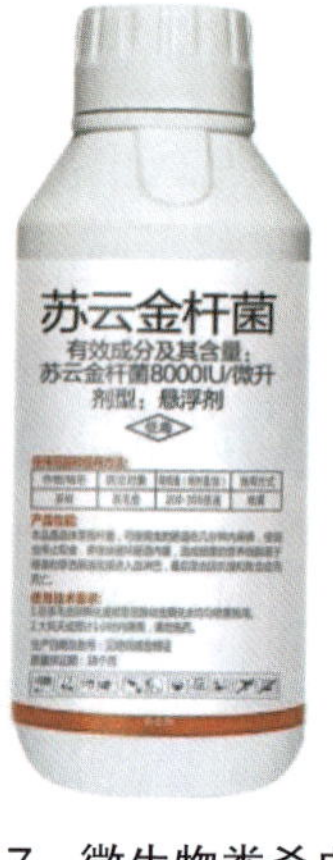

图 3-7　微生物类杀虫剂

（一）作用机制

微生物类杀虫剂的作用机制与不同微生物本身的特性有关。苏云金杆菌和球形芽孢杆菌的作用机制是菌株可产生内外毒素，昆虫幼虫取食后中毒，使害虫停止取食，最终因饥饿、败血症和神经中毒而死亡。绿僵菌的作用机制是分生孢子附着于昆虫表皮，在一定的温、湿度条件下，分生孢子萌发形成菌丝，溶解昆虫体壁，逐步向内侵染在昆虫体内繁殖，进而导致昆虫死亡。黑胸大蠊浓核病毒的作用机制是病毒在蜚蠊体内细胞中繁殖增生，导致蜚蠊细胞被破坏而引起组织损伤，在数天后死亡。

（二）作用特点

与化学杀虫剂相比，微生物杀虫剂用于防制害虫具有如下优点。

（1）微生物杀虫剂对害虫作用特异性强，极少杀伤害虫的天敌和有益生物，不破坏生态平衡。

（2）多种成分和因素发生作用，害虫不易产生抗药性。

（3）病原体可通过病虫或虫尸来散布蔓延，也可在昆虫体内繁殖，继续扩散传播，所以会出现用昆虫病原防制一次，多年控制害虫危害的情况。

（4）对人畜安全，不污染环境，有利于改善人类生产和生活环境。

（5）生产原料主要为农副产品和副产物，便于就地取材生产和应用等。

但微生物杀虫剂常起效较慢，还会受到气温、湿度、环境化学物质等多种因素的影响。

（三）主要应用场景

微生物类杀虫剂的应用场景与微生物本身的特性和防制对象的生活习性有关。苏云金杆菌和球形芽孢杆菌可喷雾、喷粉或投入水体中使用，绿僵菌可直接喷粉或用水稀释后喷雾，黑胸大蠊浓核病毒一般制成蟑螂胶饵使用。

第四节　驱避剂与引诱剂

驱避剂和引诱剂不是传统意义上的杀虫剂，但在卫生害虫的防制中也常使用，属于化学防制的范畴。驱避剂涂抹或喷洒在皮肤、衣物、鞋帽等表面，可有效减少害虫对人的侵害骚扰，在一定时间内保障在特定区域活动人员的安全。引诱剂则可以特异性引诱害虫聚集，可用于调查虫情或者诱集后杀灭，提高防制效果。

一、驱避剂

驱避剂是具有驱避昆虫作用的活性化学物质，由植物产生或人工合成。不属于传统意义上的化学杀虫剂，它们本身不能杀灭卫生害虫，而是通过散发卫生害虫不喜欢的气味，驱赶害虫远离宿主，从而减少被叮咬吸血和骚扰，减少虫媒病的发生。

（一）常见的驱避剂种类

驱避剂按来源分为天然驱避剂和人工合成驱避剂，即植物性驱避剂和化学合成驱避剂。常见的天然驱避剂有天然香茅油、椰子油、丁香油、印楝素等，常见的人工合成驱避剂有避蚊胺、羟哌酯、驱蚊酯、驱蚊油、驱蚊灵、对－孟二醇、环己胺、樟脑等（图 3–8）。

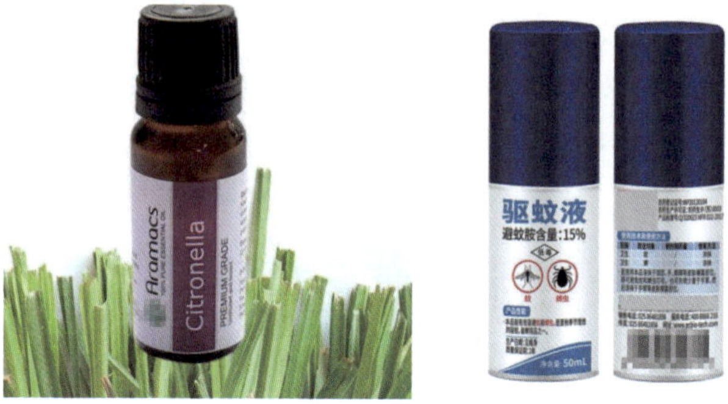

图 3–8　驱避剂

左侧为植物性驱避剂，右侧为化学合成驱避剂

植物性驱避剂具有气味清新、低毒或无毒、低残留、易降解、对皮肤不产生灼热感、安全环保等优点，而化学合成驱避剂在驱蚊活性的高效性和持久性方面具有明显优势。此外，植物性驱避剂生产原料受到多种条件的限制，大规模生产存在一定困难。

（二）驱避剂安全性

正规市场上销售的驱避剂是安全的，这些驱避剂在上市销售前必须取得认证，须通过健康风险评估，全面评价毒性，要特别关注是否存在致突变性、繁殖和发育毒性、致癌性、神经毒性等特殊毒性效应，确定居民允许暴露量和风险程度。但需要注意的是，一些非正规产品中可能违规添加违禁成分，或使用与配料表不一致的原料，因此应当从正规销售渠道购买，不应只追求驱避效果而忽视对健康的潜在危害。婴儿、孕妇在使用驱避剂时，需要特别仔细阅读说明书，不宜超应用范围使用。

（三）驱避剂产品的要求

驱避剂的驱避效果因种类而异，受到多种因素的影响。剂量浓度、剂型种类、使用方法、驱避对象、人体差异和出汗、环境温度及空气流动对驱避效果有一定影响。一种良好的驱避剂应符合如下要求。

（1）良好的理化性能。如性质稳定，长期储存不失效，适宜的蒸气压等；与其他成分相容性好，适合将它配成一定的剂型。

（2）驱避效果好，具有广谱的驱避性，对多种害虫均有良好的驱避效果及较长的保护时间。

（3）使用安全。驱避剂因为大多直接使用在人体皮肤表面，所以一般毒性要低，副作用要小，对皮肤无刺激，不导致变态反应。

（4）耐汗水，不会与汗水反应或因汗水而降低效果。

（5）无难闻气味，易于被使用者接受。

（6）无损衣物，且能耐水洗、耐雨淋。

（7）原料来源丰富，生产工艺不复杂，成本低，价格适当。

（四）驱避剂使用方法

在卫生害虫侵害风险高的场景下，可将驱避剂应用于人体的裸露皮肤或衣服，常涂抹在面、颈、手臂、小腿等裸露部位皮肤。涂于面、颈时，每次用量约为 1ml 或 1g；涂于双臂和双腿时，每次用量不少于 2ml 或 2g；处理衣物时，重点喷在衣领、后背、袖口和裤口。一般随着时间延长，驱避剂的驱避效果会逐渐下降，因此一般间隔数小时需要重复使用。植物性驱避剂间隔时间一般较短，为 2 ～ 4 小时，化学合成驱避剂应用的间隔时间一般可达 6 小时以上。

二、引诱剂

引诱剂又称为诱致剂，本身不具有杀虫能力，但能散发出不同气味的信息，引诱害虫接近，以便集虫防制或调查虫情。一般分为食物诱致剂、性诱致剂和产卵诱致剂 3 类。诱致剂与胃毒剂混用，制成具有一定形态的能使卫生害虫取食的毒饵或毒粉（图 3–9），以杀灭卫生害虫，效果良好，是值得进一步开发应用的方向。

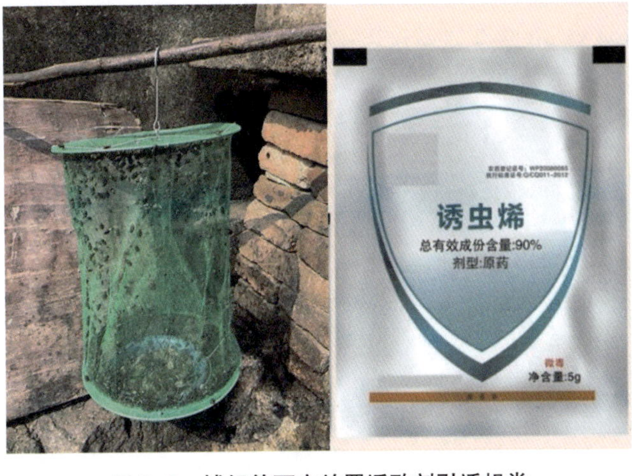

图 3–9　捕蝇笼下方放置诱致剂引诱蝇类

第五节　卫生杀虫剂的剂型

剂型是指杀虫剂制剂的形态。绝大多数杀虫剂原药不溶于水，而杀虫剂在进行喷洒时常需要使用水稀释，因此需要制备成一定的制剂，改变其水溶性。通过剂型改造，还可提高药效和安全性、延长有效期、扩大应用范围。常见杀虫剂的剂型有粉剂、可湿性粉剂、乳油、油剂、微乳剂、悬浮剂、微囊悬浮剂、气雾剂、热雾剂、烟剂、饵剂（毒饵）等，以及蚊香系列产品，此外尚有一些其他剂型，如片剂、药笔、药膏、药膜、药纸、药剂涂料、毒蝇绳、粘捕剂等。

杀虫剂的剂型对防制效果具有明显的影响，并不是将杀虫剂的有效成分加工成任何的剂型都能适用于任意的喷洒目标，而是具有相当的选择性。如滞留喷洒一般选择可湿性粉剂、乳油、悬浮剂等剂型，超低容量喷雾一般有超低容量液剂。对吸收性强的表面喷洒时，用可湿性粉剂配制成乳悬液，比单纯使用乳剂或水剂具有更好的效果，但喷洒后会在处理表面留下斑迹，而加工成微胶囊剂能有效控制和延长它的生物效果；防制积水中的蚊虫幼虫可撒施颗粒剂，也可喷施悬浮剂；防制室内蜚蠊，除喷洒可湿性粉剂、悬浮剂、乳油等剂型外，布施毒饵、烟剂熏杀也有很好的效果，另外还有毒笔、毒漆等也已大量应用。在本书的场景应用部分，针对不同情境下卫生害虫的处理有详细指导。

一、粉剂

粉剂（图 3-10）由杀虫剂与辅助粉按一定比例研磨混合而成，可改进杀虫剂理化性状，增加覆盖面积。粉剂使用的辅助粉种类多样，有些仅起到稀释作用，有些具有吸附能力，还有一些可加速杀虫药物的挥发。

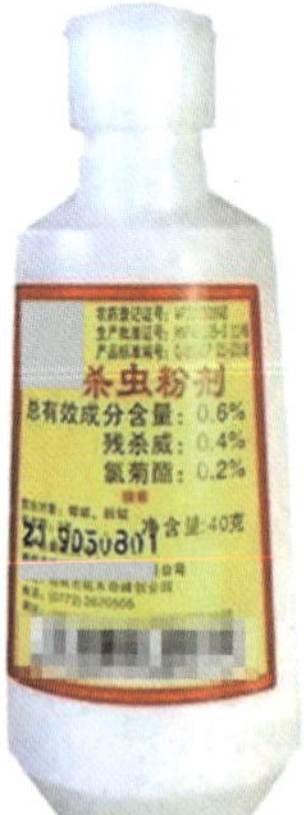

图 3-10　杀虫粉剂

粉剂施药时不需要加水，通常直接撒在室内地面或床垫、被服等处，使蜚蠊、臭虫、跳蚤和虱子等体表沾染药粉，用于杀灭、去除室内卫生害虫。粉剂的均匀性比液体杀虫剂相对差，并且容易在空气中飞扬污染环境，可能被吸入，是其不足之处，因此应用范围和场景较为有限。

二、可湿性粉剂

可湿性粉剂（图 3–11）的外观与粉剂形态近似，但有着根本的不同。可湿性粉剂将杀虫剂原药、润湿剂、助悬剂、稳定剂、分散剂等按一定的比例混合、粉碎、研磨而成，一般较粉剂更细，细度一般达到 98%，能通过 325 目筛。不同于粉剂直接撒在环境中使用，可湿性粉剂在使用时一般加水润湿，使其悬浮于水中，成为水悬剂后，用喷雾器喷洒使用。

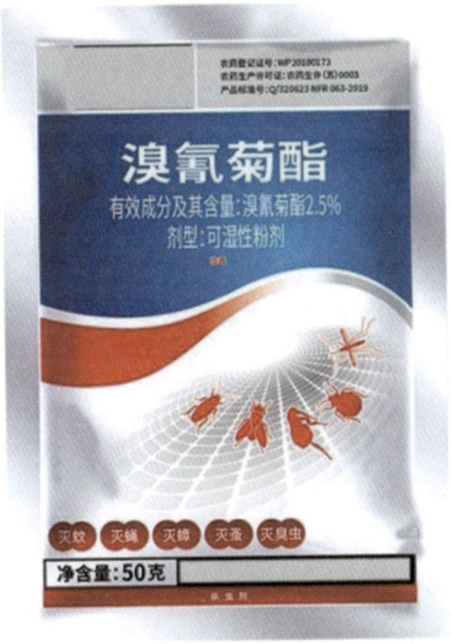

图 3–11　可湿性粉剂

可湿性粉剂剂型的药物运输和储存方便，不易被处理表面吸收，药效持久，尤其适合在粗糙表面进行滞留喷洒，对蟑螂、臭虫等爬行类卫生害虫的防制效果良好。但可湿性粉剂在喷洒过程中需要经常摇动，否则容易堵塞喷头。常用的可湿性粉剂有效成分包括高效氯氰菊酯、溴氰菊酯、残杀威等。

三、乳油

将杀虫剂原药（原粉或原油）按一定的比例溶解在有机溶剂（如二甲苯、苯、环己酮等）中，再按相应比例与乳化剂相溶，制成均匀透明的油状液体，加水后能形成相对稳定的乳状液，这种油状液体称为乳油（图 3–12）。也有少数乳油不含有机溶剂。乳化剂有钠肥皂、碱、植物皂素、硫酸化蓖麻子油、亚硫酸纸浆废液及合成乳化剂等。

拟除虫菊酯类、有机磷类、氨基甲酸酯类均可制成乳油。乳油制剂可长期保存，但稀释后的乳液不宜久存，应现用现配。

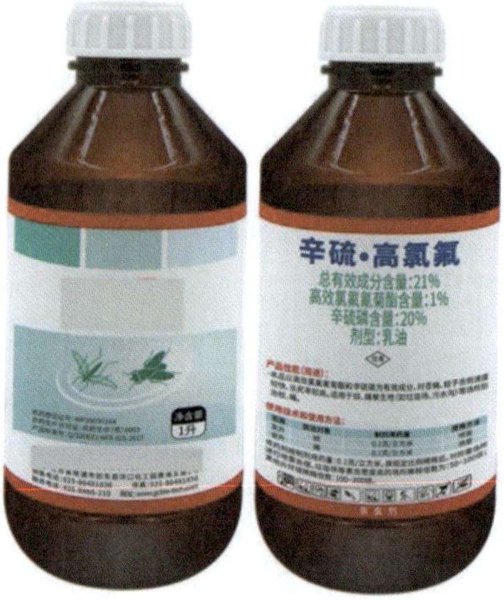

图 3–12　乳油

四、微乳剂

微乳剂（图 3–13）是由一种或一种以上液体以液珠形式均匀分散在另一种互不相溶的液体中形成的分散体系，即油为分散组（或内相、有机相），水为分散介质（或外相、水相、连续相）。其液滴微细，滴径一般为 0.01 ～ 0.1μm，外观为透明均匀的液体，物理稳定性好，在生产、储存和使用中安全。由于它以水为基质，产品成本较低，粒子小，对害虫细胞有良好的渗透性，低剂量就能产生药效。市场上微乳剂的品种多样，包括 10% 高效苯醚菊酯、0.35% 氯菊酯 +0.15% 胺菊酯、5% 胺菊酯 +1% 苄呋菊酯 +30% 增效醚等微乳剂等。

五、悬浮剂

悬浮剂（图 3–14）是不溶于水的固体或不混溶液体的杀虫剂，与辅料配合后，在水中经研磨而成悬浮状分散的液体稳定分散体。它以水为分散介质，将原药、助剂（润湿分散剂、防腐剂、增稠剂、稳定剂、pH 调整剂、消泡剂等）经湿化法超微粉碎制成的胶状体剂型。悬浮剂的粒径一般在 1 ～ 5μm。

悬浮剂具有可湿性粉剂和乳油的优点，比可湿性粉剂具有喷后物体表面不留色泽，不易堵塞喷雾器（粒径比可湿性粉剂小）、喷雾时相比刺激性较小等优点。因为粒径范围相对较大，悬浮剂不适合于超低容量喷雾，容易堵塞超低容量喷雾装置。市场上悬浮剂品种多样，常见的有 2.5% 溴氰菊酯悬浮剂、10% 奋斗呐悬浮剂、12.5% 高效氟氯氰菊酯悬浮剂、5% 顺式氰戊菊酯悬浮剂等。

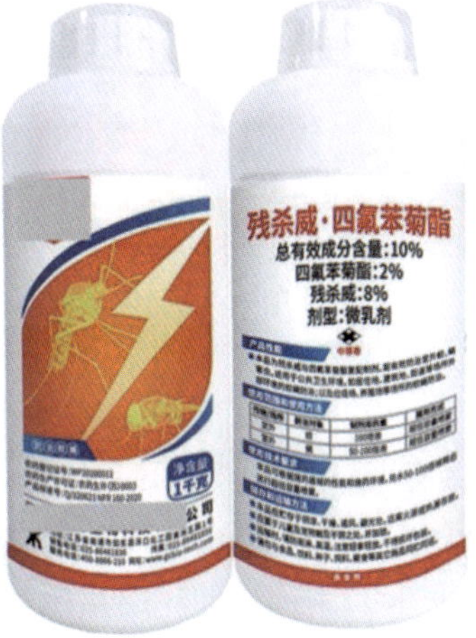

图 3-13　微乳剂

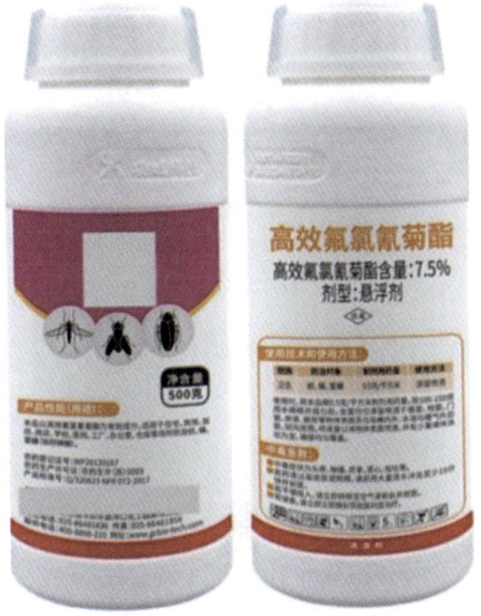

图 3-14　悬浮剂

六、水乳剂

水乳剂（图 3-15）是亲油性液体原药或低熔点固体原药溶于少量水不溶的有机溶剂，以极小的油珠（< 10μm）在乳化剂作用下稳定地分散在水中形成的不透明乳状液。水乳剂的含量一般为 20% ～ 50%。水乳剂使用时加水稀释成乳状液，供喷雾用。水乳剂以水代替有机溶剂，是公认的安全剂型。

七、气雾剂

气雾剂（图 3-16）是凭借包装容器内推进剂产生高速气流，将内容药液分散雾化，靠阀门控制喷雾量的一种罐装剂型，其喷雾颗粒直径比普通喷雾器小，因此药效高。由于它使用方便、对害虫能快速杀灭、用药量少等优点，近年来在我国发展很快，产销量已在世界名列前茅。其产品配方众多，但因为家庭室内使用多，对安全性要求较高，因此主要成分主要以拟除虫菊酯类杀虫剂为主，常以击倒效果较好的菊酯与致死效果较好的菊酯联合使用。

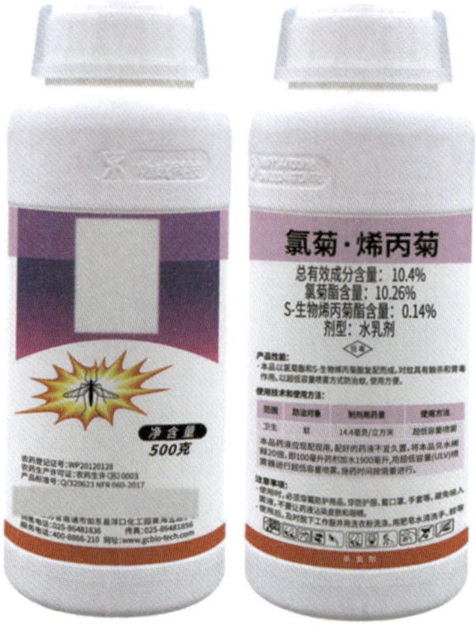

图 3–15　水乳剂（可用于超低容量喷雾）

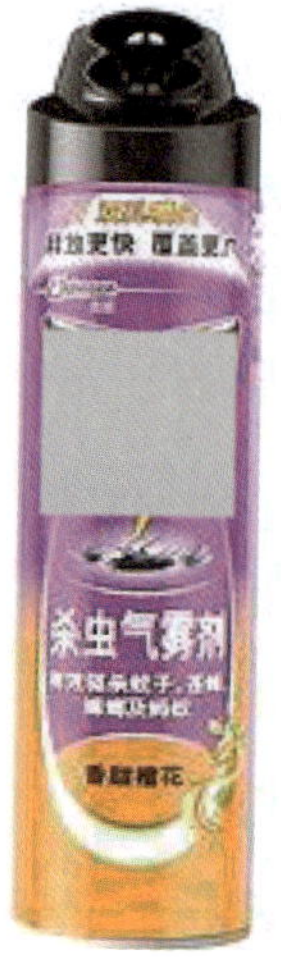

图 3–16　气雾剂

八、热雾剂

热雾剂（图 3–17）是将杀虫药的有效成分溶解在具有合适闪点和黏度的溶剂中，再添加其他助剂加工成一定规格要求的制剂，使用时借助烟雾机高温加热挥发成烟，同时将液体杀虫剂一同以几十微米的微滴喷出分散悬浮在空气中。热雾剂需要专门的热烟雾机来施药，需要具备一定的技术。热烟雾具有穿透力强的优点，适合杀灭缝隙中的害虫，适合在繁茂的绿化带、下水道、窨井、防空洞、地下室、船舱等封闭或半封闭的空间使用，对于杀灭隐藏在缝隙中的蜚蠊、蚊成虫等效果较好。

九、饵剂

饵剂（图 3–18）是以各类有机或无机胶为基质，加入杀虫剂的有效成分而制成的。常含有害虫喜食的食物成分，引诱害虫进食从而消灭害虫，使用时将饵剂施于害虫常活动的区域，如杀蟑饵剂常施用于墙角、缝隙、水池边、柜子下方等隐蔽处。饵剂通常用量较少，靶标性较强，对环境污染较小，但有效期较短，存放时间长的胶饵引诱力会下降。

十、烟剂

烟剂（图 3–19）是用杀虫剂原药、燃料、氧化剂、消燃剂制成的粉状剂型，在引燃后，有效成分以烟状分散体系悬浮于空气中。烟剂扩散迅速，穿透性较好，可均匀分布于高大空间，在密闭空间中可有效杀灭蟑螂等害虫，也可在野外环境中驱除害虫。但在使用时需要注意防火安全，密闭空间使用时注意人员规避，使用后要彻底通风并将家具、物品表面残留的杀虫剂擦拭或清洗去除，减少人员接触吸入的可能。

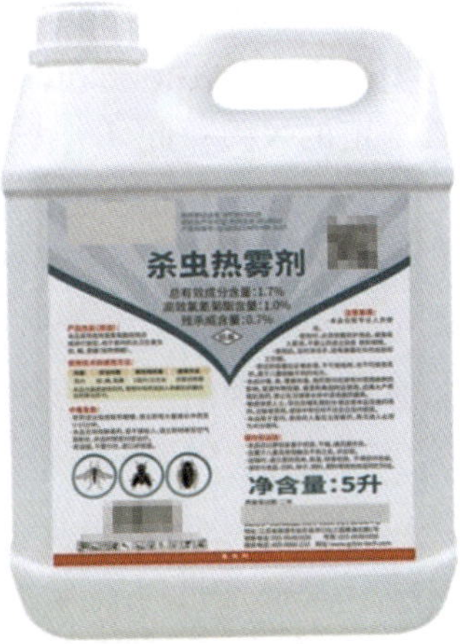

图 3–17　热雾剂

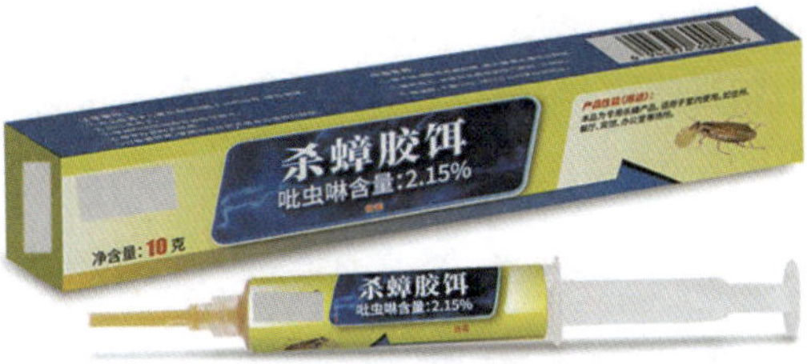

图 3–18　饵剂

十一、颗粒剂

颗粒剂（图 3–20）是由原药、载体和少量助剂通过混合、造粒工艺，制成的颗粒状药物。可撒在害虫活动区域，或撒在蚊幼虫活动的水中。杀蚊蚴剂常制备成颗粒剂，便于投放水中，并且具有缓释效果，可较长时间在水体中释放杀虫剂，达到长期控制蚊蚴密度的效果。

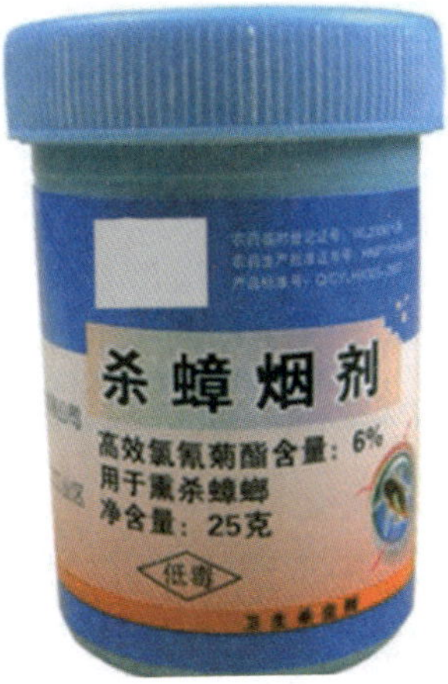

图 3–19　烟剂

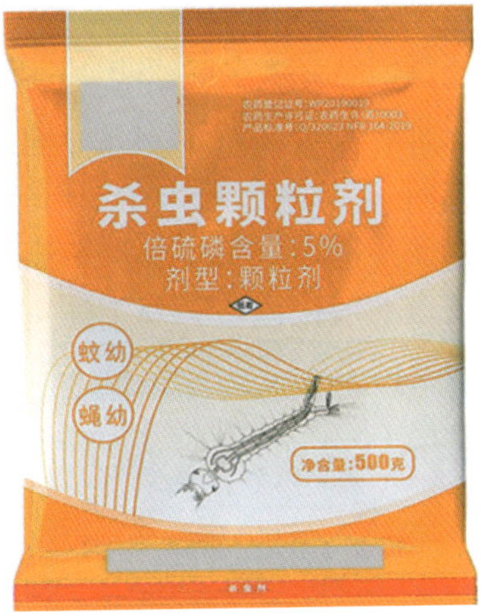

图 3–20　颗粒剂

十二、蚊香类制剂

蚊香类制剂（图 3–21）是室内最常用的防制卫生害虫的手段。传统的蚊香已有 100 多年的应用历史，主要成分是杀虫剂、木屑、粘合剂、稀释剂和染料等。燃烧时，蚊香将杀虫剂逐渐释放到空间中，对害虫起到杀灭或驱除的作用。蚊香燃烧时除释放杀虫剂外，还会产生超细微粒烟尘（直径＜ 2.5μm）、多环芳香烃、羰基化合物和苯，对人体健康危害有一定的风险；此外，会产生异味，有刺激性，使用后留有灰烬，都是其不足之处。电蚊香片是将具有挥发性的杀虫剂滴加在基片上，使用时放在专用的加热器中，使有效成分挥发至空间中。除了杀虫剂有效成分外，常在基片中添加稳定剂、增效剂等。电热液体蚊香则是将贮药瓶中的药液虹吸至加热区域，使之蒸发，起到消灭和驱除卫生害虫的作用。

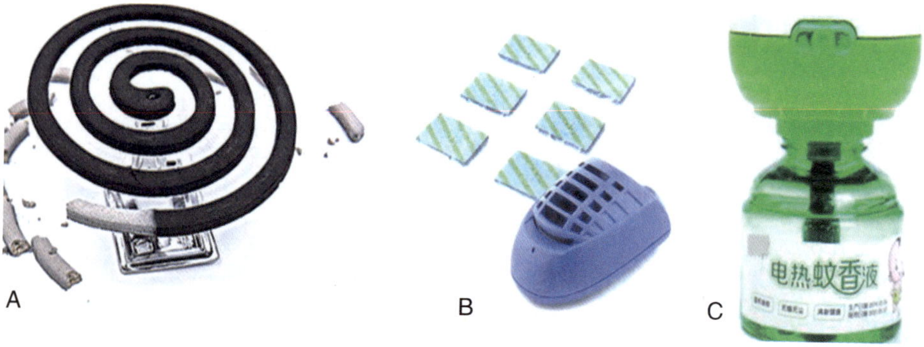

图 3–21　蚊香类制品

A. 盘香；B. 电蚊香片；C. 电热液体蚊香

十三、缓释剂

缓释剂是将杀虫剂原药通过物理、化学手段，储存于加工品中，缓慢释放出来发挥作用。缓释剂不是一种专门的制剂类型，包含多种样式的制剂，如杀虫涂料、杀虫纤维、衣物和窗纱、药物浸泡蚊帐、药膏，以及用于控制蚊蝇幼虫孳生的缓释剂。缓释剂药效延长，对于本身不稳定的原药，其效果尤为显著。一般来说，缓释剂还可以减少外界环境因素对杀虫剂作用的影响，减少环境污染。

十四、药物浸泡蚊帐

蚊帐是最普通的防蚊工具，但在蚊虫密度很高和传病风险高的地区，仅用蚊帐防蚊还不够，一些停落在蚊帐上的蚊虫可透过蚊帐叮咬紧贴蚊帐的皮肤，仍然有一定的传病风险。药物浸泡蚊帐是指通过技术手段将杀虫剂附着在蚊帐纤维上，一般制备药物浸泡蚊帐，可采用浸泡和喷洒的办法将拟除虫菊酯附着在蚊帐的织物上。蚊虫停落在杀虫剂处理过的蚊帐上，由于毒杀和兴奋驱避作用，可以解决蚊虫隔帐刺叮吸血的问题。拟除虫菊酯处理蚊帐在全球控制疟疾方面发挥了尤为显著的作用，在非洲挽救了成千上万名儿童的生命，我国多地也有较多的推广使用。然而，药物浸泡蚊帐也会带来卫生害虫抗药性上升的问题，在应用时应综合考虑。

第六节　卫生杀虫剂的选择

一、卫生杀虫剂商品的重要信息

在我国，卫生杀虫剂是作为农药的一类进行管理。《农药标签和说明书管理办法》规定，相关商品的标签应当注明农药名称、有效成分及含量、剂型、农药登记证号或农药临时登记证号、农药生产许可证号或者农药生产批准文件号、产品标准号、企业名称及联系方式、生产日期、产品批号、有效期、重量、产品性能、用途、使用技术和使用方法、毒性及标识、注意事项、中毒急救措施、储存和运输方法、农药类别、象形图及其他经农村农业部核准要求标注的内容（图 3–22）。

卫生杀虫剂的生产企业必须取得农药登记证（图 3–23），取得农药登记证的产品表明该产品已经在药效、毒性、残留、环境等方面经过农药登记主管单位的审查认可，符合进入市场对卫生害虫防制的条件。农药登记证包括登记证号、有效期、企业名称等信息，超出有效期后应重新申请。登记证还标注了商品名、有效成分名称、含量、剂型、种类、毒性等，对于目标卫生害虫的种类、场景及用药量和施用方法也有明确标注。卫生杀虫剂的详细登记信息可在中国农药信息网（http://www.chinapesticide.org.cn/）查询。

对于从事卫生杀虫剂生产或销售的企业，除需要具备一般企业资质以外，其生产或经营范围必须包含相应杀虫剂原药和剂型的生产、销售等（图 3–24）。

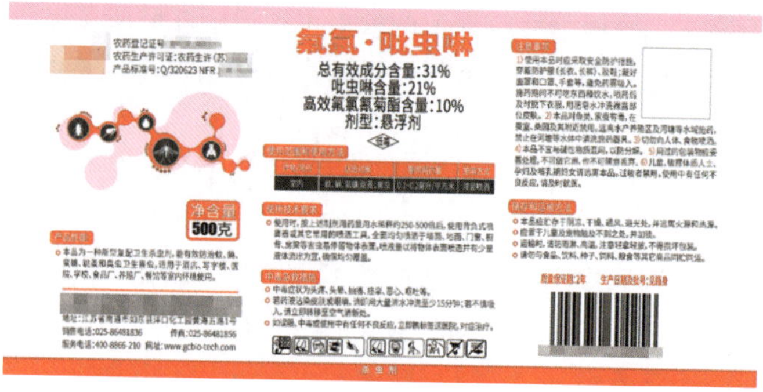

图 3-22　卫生杀虫剂标签

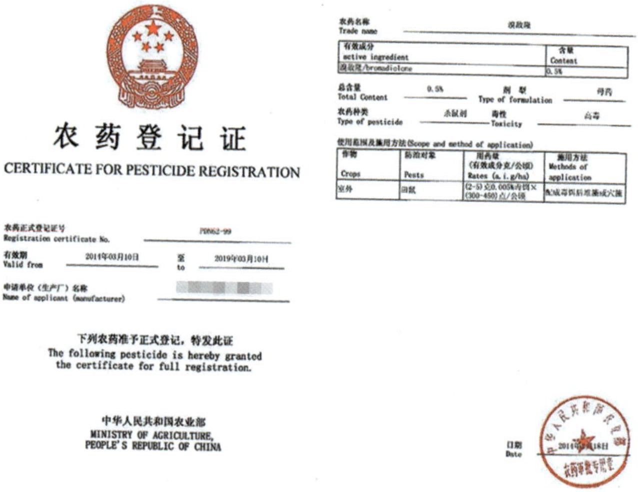

图 3-23　农药登记证

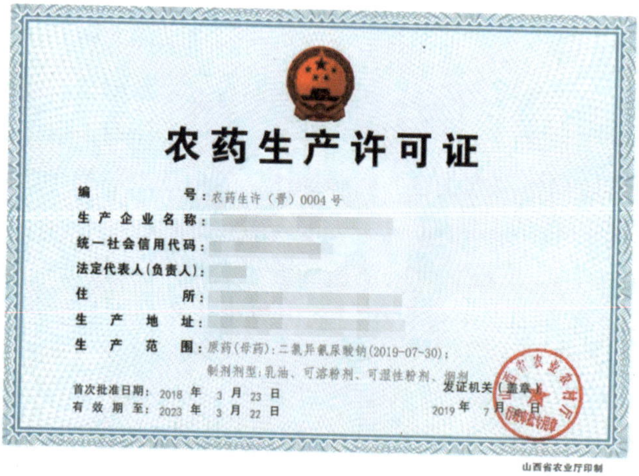

图 3-24　农药生产许可证

二、卫生杀虫剂选择的原则

1. 防制对象　根据防制靶标，选择适宜的卫生杀虫剂。

2. 卫生害虫的防制区域　是一般的室内环境、普通室外环境，还是食堂、餐厅环境，或者是垃圾场、垃圾站等环境，对于特殊环境（如舰艇、飞行器、岛礁等）还需要考虑扩散条件、生态风险、环境残留等因素。

3. 安全性　包括对人员健康的安全性及环境中其他生物的安全性，特别是非靶标昆虫、鱼类、鸟类等，以及可能的残留风险；对于室内环境，一般可使用拟除虫菊酯类杀虫剂进行喷洒；室外环境一般使用拟除虫菊酯类与有机磷或氨基甲酸酯类混配药物；投放于水中的杀虫剂不选用拟除虫菊酯类杀虫剂，可选用有机磷类、昆虫生长激素类或微生物类杀虫剂；饵剂的可选择成分相对较多。

4. 剂型选择　不同的施药方式和不同的施药器械，需要配合不同的剂型。滞留喷洒可选用可湿性粉剂、悬浮剂、乳油等；空间喷洒可选用乳油、微乳剂等；如防制室内蟑螂可用饵剂。

5. 抗药性　在已知卫生害虫抗药性的情况下，应选择无抗药性或者抗药性水平较低的杀虫剂；在长期使用同一种杀虫剂进行防制后，应选用其他类型杀虫剂进行轮换，或者使用复配杀虫剂，以减缓抗药性的产生。

6. 价格　一般而言，有机磷类杀虫剂价格相对低廉，而拟除虫菊酯类和氨基甲酸酯类杀虫剂价格较高，一些新上市的杀虫剂种类价格更高，在实际应用中需要综合考虑需求与可支出经费的情况，选择合适的杀虫剂类型。

7. 在购买前，应注意查看标签识别药品质量　①查看标签的主要内容是否合格、真实。②查看出厂时间，看产品是否在保质期内。一般产品保质期为2年，个别品种为3年。③查看“三证”是否齐全、真实。④查看产品外观。不同的杀虫剂具有不同的特征，可从形状和色泽上进行辨别。合格的乳油产品应是均匀透亮，上无乳油，下无沉淀。粉剂或可湿粉剂应不结块，呈粉末状。⑤查看《农药登记公告》或登录中国农药信息网（http://www.chinapesticide.org.cn/）进行核对。

三、杀虫剂的定期更换使用

使用某一种卫生杀虫剂长期防制某种卫生害虫一段时间后，继续使用原来的剂量，所取得的防制效果却不断下降，以至于成倍地增加杀虫剂的使用剂量，也不能取得很好的防制效果，表明该种害虫有了抵抗这种杀虫剂的能力，称之为抗药性。抗药性的产生是自然界中的普遍现象，可被认为是卫生害虫适应环境进化的结果。如果一种杀虫剂连续使用，就更容易使那些剩下的抗药性个体比例数上升，即抗药性产生的速度快。如果间断使用不同作用机制的杀虫剂，昆虫个体则需要适应不同的环境，向一个方向进化的速度就慢，即抗药性产生的速度则慢。

不同作用机制的杀虫剂交替和轮换使用为杀虫剂的抗药性治理提供了有效和可持续的办法，确保了任一作用机制的杀虫剂对害虫的选择压都是最小的，阻止和延缓了害虫对杀虫剂的抗药性进化，或者帮助已经产生抗药性的害虫恢复其敏感性。不同作用机制的杀虫剂品种轮换和交替使用，降低每种杀虫剂对害虫的筛选强度，降低单向的选择压，可以有效延缓抗药性的增长。轮换和交替用药是采用作用机制不同的 1 种或几种药剂轮换使用，例如，两种药剂之间交替使用，或者三种药剂轮换使用。这种交替和轮换使用的办法，可以是时间上的，也可以是空间上的。例如，可以在害虫的不同代次或者每一次施药时进行轮换， 也可以在不同地块之间进行轮换。

避免同一作用机制杀虫剂互相轮换使用，降低具有同一作用机制杀虫剂的选择压力。因为同一作用机制杀虫剂之间往往具有较强的交互抗药性，如果在同一作用机制的杀虫剂中实施交替和轮换使用，害虫种群受到的选择压力是类似的，实际上对预防和延缓抗药性产生的速度没有太大的帮助，反而会加速抗药性的产生。例如，拟除虫菊酯类杀虫剂之间有较强的交互抗药性，如果溴氰菊酯和氯氰菊酯交替使用，就达不到延缓抗药性的目的。因此，在使用杀虫剂之前必须了解所使用杀虫剂的作用机制属于哪一组，不要在同一作用机制的杀虫剂之间进行交替和轮换使用。

第七节　卫生杀虫剂的使用方法

一、卫生杀虫剂的储存

卫生杀虫剂是专门用于害虫防制的药品，为化学制剂或微生物制剂，大多对人和动物有毒性，使用不当会造成中毒事件。此外，一些杀虫剂属于易燃易爆或者易制毒的危险化学品，有局部爆炸的风险，属于《危险化学品目录》中标注的危险化学品。杀虫剂气雾罐中是易燃易爆的承压产品，属于危险品类。因此，卫生杀虫剂需要特殊的储存和管理流程。

卫生杀虫剂应有专用的储存室或仓库上锁存放，不应储存在有人居住的房间，也不能储存在存放食物的房间。需要指定专人负责库房的安全保管，防止偷窃、误用，药物进出应详细登记。保管人员应选用有一定文化程度、身体健康、有经验的成年人担任，且经过专业培训，掌握相关知识和安全知识。仓库应有必要的防护设备，地面平整、不渗漏，结构完整、干燥，避免阳光直射，防止雨水淋刷或浸泡，地面及天花板采用耐化学腐蚀材料，易清洗。

二、卫生杀虫剂的运输

卫生杀虫剂的运输、装卸人员应身体健康，能识别杀虫剂毒性级别及标识，熟悉运输安全要求，了解杀虫剂的毒性和潜在危险性，且熟知处理意外事故的应急救援电话、救助单位和自救方法。运输时应有专用的运输设备、车辆，车辆需要有防震、防压、消防等措施。运输工具易清洗、耐腐蚀且坚固，并采取必要的防护措施，防止遗失和散落。装卸、运输过程中应配备足够的清水，以便在皮肤、眼受污染时使用。

运输速度不宜过快，平稳行驶，途中不应在居民区休息。装卸、运输中不应吸烟、饮水、进食，如衣服被污染，应及时单独清洗。装卸时应轻拿轻放，严防碰撞、翻滚，以防外溢和破损，装卸完毕后应及时清洗面部、手部并用清水漱口，防护用具及时清理，集中存放。卸车后应在专门场地清洗。

三、卫生杀虫剂相关废弃物的处理

卫生杀虫剂的容器，如各种空瓶（袋）属于有害垃圾，应投放在专门收集有害垃圾的桶中，不得随意乱丢，不得盛装其他杀虫剂，更不能盛装食品。不宜在非专业场合下焚烧杀虫剂废容器和废包装。

四、卫生杀虫剂的使用时机

化学防制是指利用天然或合成的杀虫剂，以不同的剂型，通过不同的途径，毒杀、驱避或引诱卫生害虫的防制方法。由于其具有高效、快速、方便的特点，因而在卫生害虫防制的实践中占有重要地位。特别是在处理突发性卫生害虫危害时，如虫媒病发生或自然灾害发生后，化学防制能快速降低卫生害虫的种群密度，有效控制虫媒病的发生和传播，是现阶段卫生害虫防制方法中最有效的措施。

需要说明的是，在日常生活中，一般不需要大量使用化学杀虫剂。在家庭、单位或工厂等环境中，首要的是做好环境卫生，改造不合理的环境设施，减少积水、卫生死角，严格垃圾处理流程，目的是尽可能减少卫生害虫的孳生环境。在此基础上，配合一些物理防制措施，如纱门纱窗、灭蚊蝇灯、粘蝇纸、粘蟑纸等，可以达到较好的防制效果。还可以结合一些生物防制方法，如在水中养鱼，保护卫生害虫天敌如鸟类等，也可加强防制效果。

在上述方法效果不佳，或者在卫生害虫侵害风险很高的环境，如周边自然环境中蚊虫孳生地众多难以处理，本地有相关疾病的流行风险时，如乙脑、登革热、疟疾等，或者在野营等特殊条件下，可使用化学杀虫剂进行卫生害虫的防制。防制时灵活使用不同有效成分和不同剂型的杀虫剂，力求减少总体杀虫剂的用量，从而达到较好的防制效果。

需要特别强调的是，卫生杀虫剂不应作为卫生害虫防制的普遍首选措施，甚至在某些情况下成为唯一的防制措施，这样会加剧抗药性进化的进程、加重环境污染，从而带来更为严重的健康问题。

五、影响杀虫剂效果的因素

（一）杀虫剂

1. *药剂的特性*　由于各种药剂的化学成分和性质不同，对害虫的毒力亦各不相同。如拟除虫菊酯可迅速击倒卫生害虫，但单独使用容易使害虫复苏，可与其他杀虫剂配伍使用效果更佳。

2. *药剂的浓度*　一般来说，药剂浓度高，毒效越高，但超过一定限度并不增加毒效。因此，要合理掌握用药剂量，药剂浓度过高不仅会造成浪费，还可产生药害；剂量不足则杀不死害虫，还会使其产生抗药性。

（二）卫生害虫

卫生害虫本身的特性也是影响杀虫剂防制效果的重要因素。不同类型的昆虫，对杀虫剂反应不同。不同发育阶段对药剂反应也不尽相同。由于卵壳特殊构造，药剂不易渗透，往往无效；蛹期间因蛹壳有一定保护作用而对杀虫剂不敏感；对于幼虫，龄期小，敏感度大，可适量减少用药。

（三）环境条件

1. *温度*　温度上升会增加药效，害虫也会加快对药剂的分解代谢，对药效总的影响不尽相同。

2. *水质*　污染程度大的水能加快药剂分解，植物也能吸收一些药物，因此在污水和有水生植物的水中，使用杀虫剂时剂量应加大。

3. *给药途径*　喷洒药物通过体表进入害虫体内，饵剂则是经食入后进入害虫体内；滞留喷洒的药物在害虫停落时，通过接触的体表进入害虫体内，而空间喷洒的杀虫剂雾滴在空中撞击害虫，使其接触杀虫剂，经体表吸收后发挥作用。

六、卫生杀虫剂的配制

经工厂合成后的杀虫剂原药，除极少数挥发性大或具有水溶性的原药经简单处理后可直接使用外，绝大多数原药需要加工成各种剂型才有防制害虫的作用。从市场上购买的卫生杀虫剂，应仔细阅读说明书，按照使用说明是否需要进一步配制来使用，一般用于喷洒的杀虫剂产品都需要进一步配制后使用。

（一）卫生杀虫剂的配制方法

准确量取所需要的杀虫剂，首先应准确核定施药面积，根据杀虫剂标签推荐的杀虫剂使用剂量或技术人员的推荐，计算用药量和施药液量。商品杀虫剂的标签和说明书中一般均标明了制剂的有效成分含量、单位面积上有效成分用量，有的还标明了制剂用量或稀释倍数。所以，要准确计算杀虫剂制剂和配料取用量，首先要仔细、认真阅读杀虫剂标签和说明书。

配制农药一般要经过杀虫剂和配料取用量的计算、量取、混合几个步骤。正确地配制杀虫剂是安全、合理使用杀虫剂的一个重要环节。杀虫剂稀释的用水量与杀虫剂用量，常用 3 种方式表示。

（1）百分比浓度表示法：是指杀虫剂的百分比含量。例如 40% 辛硫磷乳油，是指药剂中含有 40% 的原药。计算公式如下：使用浓度 × 药液量＝原药用量 × 原药百分比含量。

（2）倍数浓度表示法：是喷洒杀虫剂时经常采用的一种表示方法。所谓 ×× 倍，是指水的用量为药品用量的 ×× 倍。配制时，可用下列公式计算：使用倍数 × 药品用量＝稀释后的药液量。

（3）百万分之一（ppm）含量表示法：现在国家标准（GB）以 mg/kg 表示该浓度。1ppm 是指药液中原药的含量为 1mg/kg。400ppm 的毒死蜱药液，其药液中原药含量为 400mg/kg。可用以下公式计算：使用浓度 × 药液量＝原药浓度 × 所需原药数量。

（二）卫生杀虫剂配制的适宜浓度

在一定范围内，杀虫剂浓度越高，杀虫效果越好，但超过一定限度并不增加药效。使用杀虫剂要合理掌握用药浓度，不随意改变配药浓度，药剂浓度过高不仅会造成浪费，还可产生环境和健康危害；剂量不足则杀不死害虫，还会促进其产生抗药性。

（三）卫生杀虫剂配制的注意事项

计算出药剂取用量和配料用量后，要严格按照需要的量来量取或称取。根据杀虫剂剂型，按照杀虫剂标签推荐的方法配制。配制场所应保持空气流通，空气中的药液浓度不得超过国家规定的最高容积浓度，室外配药时人应站在上风口。液体药要使用有刻度的量具，固体药要使用天平或电子秤称量。量取好药和配料后，要在专用的容器里混匀。混匀时，要用工具搅拌，不得用手。有些制剂有效成分相当高，引起中毒的危险性大。所以在配制时要特别注意安全。为了准确、安全地进行杀虫剂配制，应注意以下几点。

（1）不能用瓶盖倒药或用饮水桶配药；不能用手伸入药液或粉剂中搅拌。

（2）在开启杀虫剂包装、称量配制时，操作人员应戴口罩、手套等防护器具。

（3）配制人员必须掌握必要技术和熟悉所用杀虫剂性能。

（4）配制杀虫剂应在远离住宅区、牲畜栏和水源的场所进行，药剂随配随用。开装后余下的农药应封闭在原包装内，不得转移到其他包装中（如喝水用的瓶子或盛食品的器具）。

（5）配药器械一般要求专用，每次用后要洗净。不得在井边和饮水水源附近冲洗。

（6）配药应采用“二次法”进行操作：对于用水稀释的杀虫剂，先用少量水将杀虫剂制剂稀释成“母液”，然后再将“母液”进一步稀释至所需要的浓度。对于用固体载体稀释的杀虫剂，应先用少量稀释载体（细土、细沙、固体肥料等）将杀虫剂制剂均匀稀释成“母粉”，然后再进一步稀释至所需要的用量。

（7）少数剩余和不要的杀虫剂应装入密闭容器中，投于专门的有害垃圾桶中。

（8）处理粉剂和可湿性粉剂时要小心，以防粉尘飞扬。如果要倒完整袋可湿性粉剂，应将口袋开口处尽量接近水面，站在上风处，让粉尘随风吹走。

（9）喷雾器不要装水太满，以免药液泄漏，当天配好的药剂应当天用完。

（10）选择没有杂质的清水配制杀虫剂，不用配制杀虫剂的器具直接取水，药液不可超过杀虫器械的额定容量。

第四章

卫生杀虫器械与施药技术

卫生杀虫器械对杀虫效果有决定性影响，其重要性不亚于杀虫剂原药本身或其制剂。目前，施药器械种类繁多，式样各异，在生产和应用上形成地面与空中联合，大、中、小配套，冷雾与热雾结合，手动与电动并举，高低容量、超低容量相互补益的多样化。由于施药器械成雾的原理不同，雾化结构不同，对药物的要求也随之改变，所产生的杀虫效果也有明显差异。

性能优良的器械是取得良好杀虫效果的必要条件。其中雾化性能与杀虫效果关系最密切，主要表现在雾滴大小、粒谱范围、雾粒均匀程度和雾的形状上。用于空间喷雾的器械，需要产生适宜飞翔昆虫撞击的粒子，而且扩散面积大、悬浮时间长才能取得良好的效果。喷雾性能，即喷雾器的有效射程和流量，也是杀虫效果的重要影响因素。

杀虫剂与施药器械两者必须相配套，才能取得良好的杀虫效果。不同的剂型、不同性能的制剂，不能用一种器械。对于有些剂型，选用何种器械是显而易见的，如粉剂必须用喷粉器，而油剂则绝不能用手动压缩喷雾器。另外一些剂型或制剂则要从药剂的理化性能、用途、使用方法等综合考虑，决定用什么器械。如乳剂、水剂用于空间喷雾，则应使用小型家用喷雾器，或机动弥雾机。再如超低容量制剂，必须使用专用超低容量喷雾机，而不能用手动压缩喷雾器，也不能用背负式机动喷雾器。

第一节　常用卫生杀虫器械的使用和保养方法

施药器械种类繁多，最常见的是各种喷雾器械。小型家用的有手动压缩式喷雾器，电动的喷雾器有电动背负式喷雾器、背囊式电动喷雾器、电动气溶胶喷雾器，机动式喷雾器多以汽机油为动力，包括机动式喷雾器、机动式喷雾推车、脉冲式热烟雾机等。大型的包括车载式喷雾机、机载式喷雾机，以及杀虫机器人等，可在室外大面积杀灭卫生害虫。

一、手动压缩喷雾器

手动压缩喷雾器是最常用的喷雾器之一，一般体积较小，重量较轻，但由于结构较为薄弱，压力相对不足，雾化效果一般，喷射距离较短（图 4-1）。一般而言，手动压缩喷雾器喷出的液滴直径较大，在空气中会迅速沉降，因此不适用于空间喷洒。因为空间喷洒需要形成粒径极小的液滴，在空气中悬浮一段时间，获得更多的与飞行的卫生害虫撞击的机会。手动压缩喷雾器可以用于滞留喷洒，将药液喷洒在墙壁、天花板及家具等物体表面，液体干后杀虫剂滞留于物体表面，害虫接触后可被杀死。

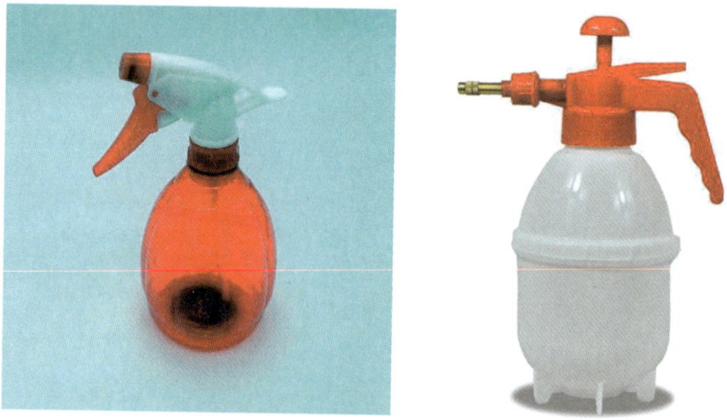

图 4-1　手动压缩喷雾器

使用时应注意：①桶内的药液切不可加得过满，不要超过桶外的水位线。加药后，应将直通开关关闭，否则容易漏药产生危害，更不可将喷头朝向人，以免造成危害。②应在抽拉塞杆 6 ～ 8 次使气室内的气压达到工作压力后才能进行正常喷雾。抽拉塞杆打气次数不宜过多，以免喷雾器内压力过大爆裂。如扳动摇杆一定次数后，逐渐感到沉重，就不要再过度用力，以防止气室爆裂伤害人、物。③在连接和固定塑料制成的零件时，不宜拧得太紧，容易造成螺牙“滑丝”，一般以不漏气、不漏液即可。在管道发生鼓胀时，必须先释放管路中的压力，放出筒内的加压气体。喷雾器加压时，不应超过规定的最大压力，以免发生意外。④在喷药过程中不能使药桶过分倾斜，以防药液倒出伤害人体或作物。⑤在喷药结束后，应旋开放气螺母放气，以防药液桶内压力过高发生爆裂。⑥在炎热季节，中午切忌喷药作业，否则容易引起操作者中毒事故。⑦在每次喷药结束后，应打开加水盖，倒出剩余药液，用清水洗完桶后，再用清水喷射几分钟，清洗喷射部件。若喷的杀虫剂为油剂或乳油，则在清水清洗前，先用热碱水清洗。然后再放在通风处晾干。⑧如长期不用时，清洗后应将药垢全部拭净，金属件需涂上黄油，放在阴凉干燥处，不要让儿童触及，防止动物啃咬。⑨垫圈、皮碗、垫片等应用纸包好专门存放到使用时再装。喷管等在使用后不宜放在药液桶内，以防涂层腐蚀损坏影响使用。⑩在工作完毕后，应检查气室内有无积水。如有积水，应卸下、倒出积水并晾干后再装盒。

二、背负式机动喷雾器

背负式机动喷雾器常以二冲程发动机为动力进行喷雾，比手动喷雾器雾化效果好，喷雾距离较远，一次可喷洒更多药液，处理面积更大（图 4–2）。操作时先进行发动前的准备，检查各连接部件安装是否正确、牢靠，新机器或封存的机器，需要首先排除缸体内封存的机油。启动前，按药剂使用说明书按比例配制好药剂，加入药液箱（药箱内无水时禁止启动发动机）；加燃油应按说明书规定的比例配制好混合油，按二冲程发动机的启动要求进行启动。

调整油门手柄到适当位置，使机器在低转速运转 3 ～ 5 分钟，然后准备喷洒作业。喷洒作业时，首先进行压力调整，发动机转速在 5000 ～ 6000r/min 时，调整柱塞泵的出水压力，右旋调压螺母，压力升高，左旋调压螺母，压力降低。喷洒时背起喷雾机，调整油门开关，使发动机转速在 6000r/min 左右，打开喷杆手把开关，即可进行喷雾作业。作业完毕后停机，用清水清洗药箱，然后低速喷出，以便清洗机器内部与药液接触的零部件。最后发动机怠速运转 3 ～ 5 分钟后再停机。

三、电动超低容量喷雾器

电动超低容量喷雾器使用电力作为动力源，电机将液体雾化为直径极小的液滴，达到超低容量喷雾的技术要求（图 4–3）。在使用前，应配置长 20m 左右、耐磨损的相电线及插座一副，便于扩大操作范围。若动力为锂电池，则不需要外接电源线。

所用药液应事先按比例配制，根据杀灭面积加入适当药量，所装药液量不应超过药箱外部所定刻度；将药液加入药箱内，旋紧药箱盖；将插座接上电源，打开电源开关即可使用。喷雾时，保持喷头呈水平状态或稍向上，室外喷雾时应与风向保持一致或稍有夹角；不要随意摆动喷头，以免造成雾滴分布不均，影响杀虫效果。

安全使用需要停机时，应先关闭药液开关，后关闭电源开关；关机后如需要马上启动，必须等马达静止后才能再开机，严禁短时间内频繁开关，以免加快机件的损耗；喷雾时药液不要喷洒在照明灯泡（管）、电源插座及电器上，以免发生危险；严禁对有明火的地方喷雾。

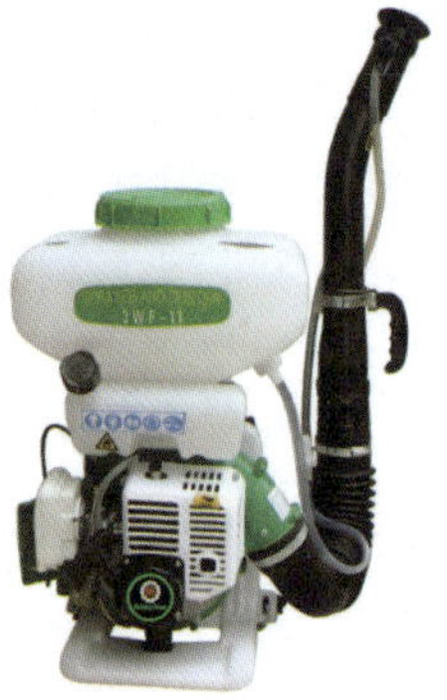

图 4–2　背负式机动喷雾器

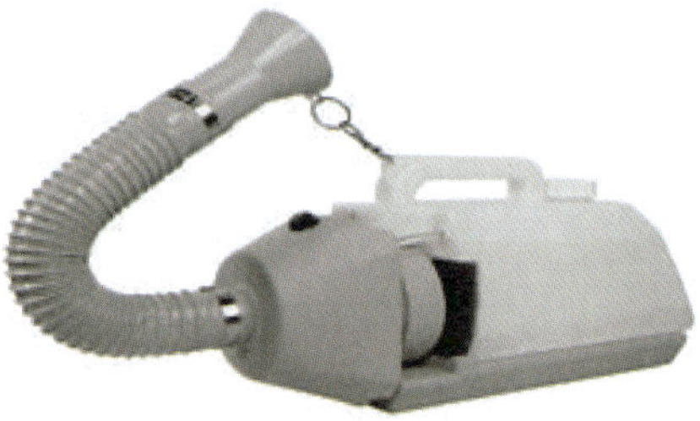

图 4–3　电动超低容量喷雾器

使用完毕，应将剩余的药液倒出装回原桶；用清水加入药液箱，旋紧药液箱，上下左右摇动后倒出浑浊的污水。反复清洗 2 次：将少量清洗液加入药箱，开机喷雾，清洗喷管，连续 2 次，再用清水清洗 1 次。使用 1 个月后，要清洗电机底部的空气过滤网；使用 3 ～ 6 个月后，各部位零件螺丝及电机活动部位应做充分润滑处理。在清洗保养机械时，要注意喷管及螺丝的密封性，若出现渗漏药液的现象，可采用密封胶或玻璃胶来处理；如机械要入库存放，必须冲洗风干药箱后才能入库。

四、热烟雾机

热烟雾机采用一些油剂作为杀虫剂的载体，经高温瞬间气化，形成热雾，在喷筒喷出过程中逐渐冷却形成热烟雾（图 4–4）。热烟雾具有穿透力强的优点，适合杀灭缝隙中的害虫，适合在繁茂的绿化带、下水道、窨井、防空洞、地下室、船仓等封闭或半封闭的空间使用。热烟雾机燃烧室的温度很高，手和衣服不可触及它的外部冷却管；工作时，不能让喷口距离目标太近，以免损伤目标，更不可让喷口及燃烧室外部冷却管接近易燃物，防止引起火灾；在工作中途需要加油时，必须停机 5 分钟以上方可加油，否则会发生燃烧事故。

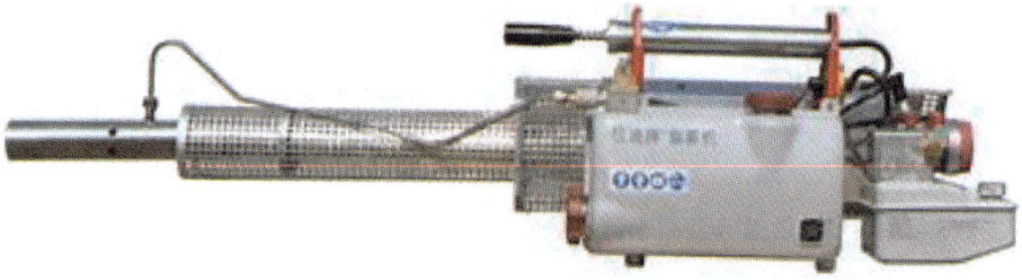

图 4–4　热烟雾机

维护保养方法：①每日作业结束后的维护保养。检查进气膜片，清除膜片及化油器盖上的油污；清洁药箱过滤网，去除箱内沉积物；擦去机器表面的灰尘、油污；清除火花塞积炭，擦干、洗净；清除喷管、烟化管和喷嘴处积炭；清洗化油器内腔。②作业季节结束后的维护保养。倒净油箱、药箱内的残留汽油、药液，并用柴油清洗药箱及药液管路等零件；清洗化油器内腔油污；擦去机器表面灰尘、油泥；取出电池；用塑料薄膜罩盖，置于干燥、清洁处保存。

五、防疫车

防疫车一般是在已有成熟车辆底盘的基础上进行改装的，加装常量和（或）超低容量喷雾系统，用于进行较大面积的杀虫剂或消毒液的喷洒（图 4–5）。市场上的防疫车种类较多，厂家不同结构也有所不同，但大体构造基本类似。使用时应注意以下几点。

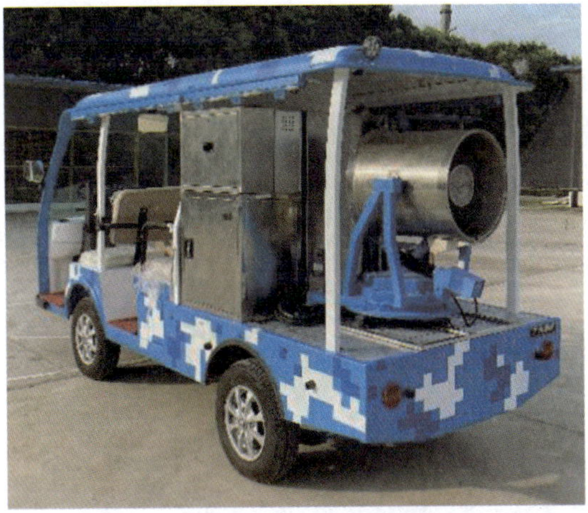

图 4–5 防疫车

1. 发电机及配套动力柴油发动机或汽油发动机的检查与准备　按照发电机使用说明书及配套的柴油发动机或汽油发动机或电动发动机使用说明书，做好使用前的检查工作，确认发电机、柴油发动机或汽油发动机处于正常工作状态。检查机油和燃油或电池储备情况，并及时进行补充、更换或充电。

2. 药液泵的检查与准备　检查各管道连接是否牢靠、密封，检查压力调节机构是否灵活可靠，检查皮带是否太松。

3. 风筒及其转向、摆动机构的检查与准备　检查雾滴输送风筒各部分连接状态；检查风机叶轮状态，确保工作正常。检查转向，根据喷射方向调整好风机角度。对摆动机构的状态、润滑情况、灵活性等进行检查，同时根据防制对象活动区域的高低调整摆幅和风筒角度。

4. 药箱及进出水部分的检查与准备　检查药箱内是否有残液，加液和出液部分畅通情况、各管道连接情况，并及时进行清理和冲洗；在加药时可根据防制对象、每单位面积用药量、喷雾机每小时喷量来决定药箱内的一次加药量，选择和调整安装对应的喷嘴和喷头芯。箱内加足洁净的清水，由于喷头喷孔小，应加强过滤，使用正确的剂型，在超低容量喷雾药箱内避免加入可湿性粉剂、悬浮剂等颗粒较大的剂型，否则容易造成喷头堵塞。该机加药孔有过滤装置，应及时检查，确保正常使用。

六、杀虫机器人

随着机器人产业的迅速发展，机器人已被应用到许多行业中。机器人喷洒杀虫剂有其优势，如不会发生杀虫剂中毒事件，可连续作业。目前已有一些研究机构和企业制备了杀虫机器人样机（图 4–6），以履带式或轮式底盘为主，上方加装喷雾装置，以超低容量喷雾、热雾和烟雾等方式为主。杀虫机器人目前尚未实现全智能化，需要技术人员操作，通常配有遥控装置以便远程控制，并有摄像头以判别周边场景。杀虫机器人往往可同时用于消毒，因此也被称为防疫机器人。杀虫机器人适于空间喷洒，但还不能达到满意的滞留喷洒作业效果。目前，还存在一些技术上的难题，如复杂地形条件下的通过性、复杂场景下智能化作业等。

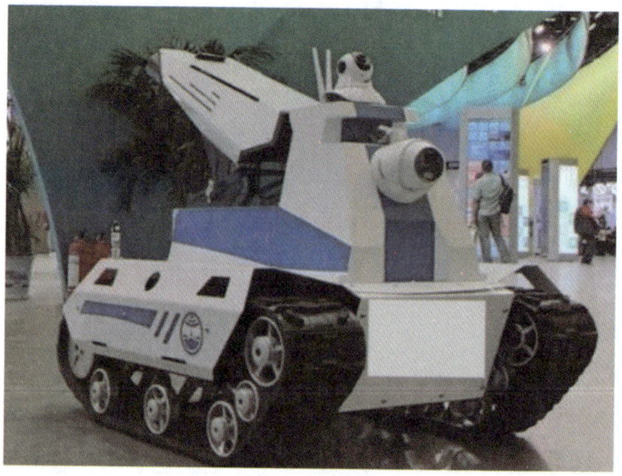

图 4–6　杀虫机器人

七、杀虫无人机

无人机近年来发展十分迅速，目前已经大量应用于农业害虫控制领域。在卫生害虫防制中，一般情况下不需要使用杀虫无人机，但在害虫密度很高和传病风险很高时，为了迅速控制害虫密度，降低疾病传播风险，可采用大面积的空间喷洒。杀虫无人机在此情况下具有独特的优势，可迅速将杀虫剂较均匀地布洒于大面积的特定场所，具有高效、省力、节费的优点。

多旋翼无人机是目前杀虫无人机（图 4–7）发展的主要技术方向，除无人机本身技术特点以外，无人机喷洒杀虫剂需要选择合适的喷雾技术。防治效果与雾滴粒径大小、雾滴漂移程度及沉降率等因素密切相关。由于是从高空喷洒杀虫剂，需要杀虫剂有一定的沉降率，雾滴直径不宜过大，沉降过快不利于消灭空间中的害虫，直径太小，导致在空气中悬浮甚至向高空扩散，从而无法达到害虫活动的空间区域。此外，无人机作业容易受到天气因素的影响，在下雨、大风天气下不适合使用，在复杂地形条件下也容易受气流影响。

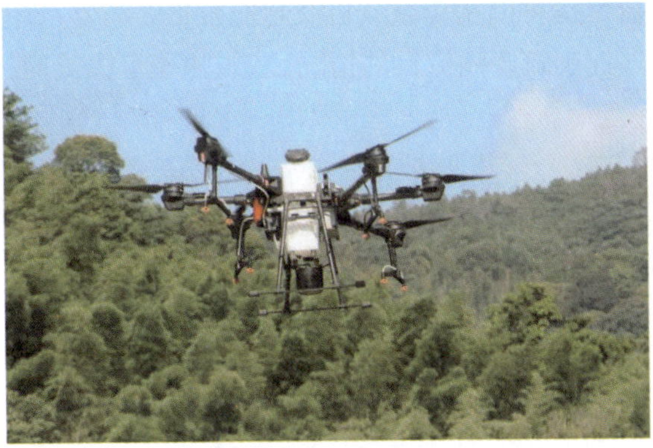

图 4–7　杀虫无人机

第二节　常用杀虫剂施药技术

杀虫剂施药技术是指使用特定的技术，将杀虫剂有效合理地分布至某特定空间，达到有效杀灭卫生害虫，并尽可能减少环境和健康风险的方法。施药技术根据剂型和防制卫生害虫的生活习性不同，采取不同的方法，如饵剂常施放于害虫活动场所；烟剂一般在密闭的室内空间使用，或在室外风力很小时使用；颗粒剂投放于水体或垃圾中；粉剂喷洒在室内地面和衣物、器具上，其中最复杂且重要的是喷洒技术。喷洒技术是利用喷雾器的雾化性能，将杀虫剂药剂液体粉碎成大量细微雾滴并发射出去，使药剂充分接触害虫，达到杀虫目的的一种施药技术。在卫生害虫防制作业中，常用的喷洒技术有空间喷洒、滞留喷洒、常量喷雾、超低容量喷雾等。

一、空间喷洒

空间喷洒是通过杀虫器械将杀虫剂喷洒在一定空间，杀虫剂直接接触蚊虫体表，将飞行的卫生害虫杀死。这种方法的优点是杀灭速度快，可在短时间内处理很大面积，适用于蚊媒病暴发流行时快速灭蚊，或者蚊蝇密度较高时，快速降低卫生害虫的密度。

空间喷洒包括常规喷洒、超低容量喷洒、热雾喷洒等。在室外一般以热雾喷洒和超低容量喷洒为主。热雾喷洒需要使用专门的热烟雾机，配合热雾剂使用，由于穿透力比较强，无须使用高浓度制剂，而在居民区内可以达到快速灭蚊蝇等卫生害虫的目的。超低容量喷洒是利用一个超低容量喷头将原药或高浓度制剂分散成很小的高浓度雾粒，蚊蝇接触到雾粒而中毒，需要使用机动或电动超低容量喷雾器，也可使用车载或机载超低容量喷雾器。超低容量喷洒适用于大面积紧急处理控制蚊媒病流行的情况，或蚊虫密度极高时进行大面积灭蚊。

二、滞留喷洒

滞留喷洒是使用具有残效的触杀杀虫剂，喷洒在室内卫生害虫栖息的表面，如墙壁、天花板、家具表面等，使得侵入室内的卫生害虫栖息于这些物体表面时，与药物接触而中毒死亡（图 4–8）。滞留喷洒的杀虫剂需要残效期较长，一般需要达数月，与杀虫剂有效成分及其剂型有关。

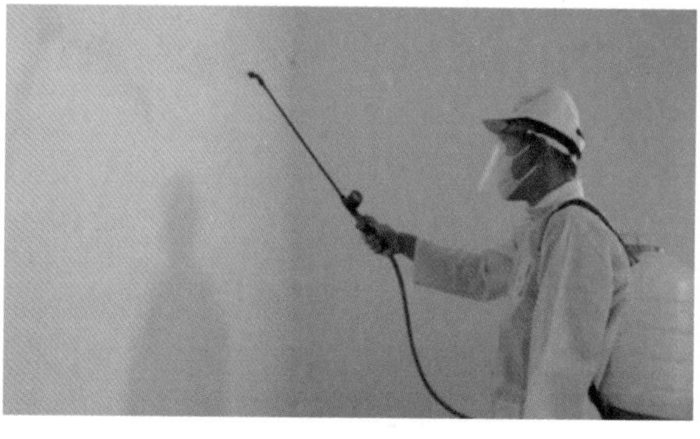

图 4–8　滞留喷洒

滞留喷洒是应用最广泛的化学灭蚊方法，多用于防制媒介按蚊。主要杀灭夜晚进入室内吸血的媒介按蚊，通过这种防制方法，可以减少或切断疟疾的传播，适用于防制内吸性和内栖性的蚊虫。滞留喷洒可选择悬浮剂、乳油、微乳剂等剂型，器械包括手动压缩式喷雾器、背负式机动喷雾器、电动背负式喷雾器等，一般要求喷出的雾滴较大，容易很快吸附在墙壁、天花板、家具等表面。

三、常量喷雾

常量喷雾的雾滴较粗，一般在 100μm 以上，扩散、穿透性差，且不够均匀。雾粒受重力作用明显，液体经喷嘴雾化喷出后，呈抛物线下降的状态，在空气中飘浮时间非常短，很快降落到地面，所以常用于滞留喷洒，也可用于物体表面消毒。常量喷雾不适合用于空间喷雾。

四、超低容量喷雾

超低容量喷雾是一种先进的施药技术，单位面积上的药液量比常量喷雾少得多，每平方米药液量在 0.1 ～ 0.5ml，雾滴直径一般＜ 50μm，有省工、省药、不使用水、费用较低、效果好及环境污染少等优点。超低容量喷雾的雾滴颗粒非常精细、均匀，雾滴微小粒子表现出的无规则布朗运动，犹如悬浮在空气中的微粒，呈悬浮状飘浮在空气中，穿透性强，可自由弥漫、扩散，能停留很长时间，喷雾几乎没有死角，可达到类似于熏蒸的效果。超低容量喷雾需要使用专门的超低容量喷雾剂，一般是含原药有效成分 20% ～ 50% 的油剂，无须稀释直接喷洒，但需要使用专门的超低容量喷雾器。

五、雾滴对杀虫效果的影响

雾滴对杀虫效果的影响，主要与 3 个因素有关：雾滴大小、数量和均匀度。

滞留喷洒是以直接沉积到靶标上为目的，所以要求这种药滴的沉降性能好，不会长时期停留在空中被风带走，药滴直径较大，以保证一定的质量及沉积速度。如进行空间喷洒，消灭飞行中的卫生害虫时，情形则完全相反，要求药滴细小（直径在 20μm 左右），能在空中长期飘浮。当飞虫在空中飞行时，通过翅膀的拍打，使其有效地采集药滴而中毒致死，而这种喷雾法在飞虫栖息处只留下极少的药滴沉积。当对于特定的目标选择合适的雾滴大小时，应考虑雾滴或粒子从喷洒部件向施药目标的运动，以及重力、气象和静电等对雾滴运动的影响。

雾滴均匀度一般包含两个方面：施药雾滴大小均匀和均匀覆盖。雾滴大小均匀指的是喷雾所产生的雾滴直径须在一定范围内，即雾滴谱。如果雾滴谱很宽，雾滴大小不均，那么容易造成药剂浪费。均匀覆盖指的是雾滴应该在一定空间或一定表面都有覆盖，而且覆盖范围应该较为均匀，这样才能使范围内的卫生害虫都有接触杀虫剂并致死的机会。当然，雾滴数量必须达到要求，以免卫生害虫接触的剂量不够，影响效果。另外，如果某种卫生害虫长期接触不足以致死的杀虫剂剂量，则会诱导抗药性产生，这在卫生害虫防制工作中是不利的。

使用杀虫剂喷雾方法防制卫生害虫，只有注重对喷雾雾滴的大小、数量和均匀度的综合控制，使这三个因素与防制对象、环境条件有机结合，才能提高防制效果，降低防制成本，减少环境污染。

第三节　杀虫剂施药作业注意事项

一、杀虫施药作业对人员的要求

杀虫剂有一定的毒性，喷洒杀虫剂的作业人员因近距离接触杀虫剂，容易通过皮肤、呼吸道吸入而吸收杀虫剂，可能造成中毒的后果，因此必须十分注重杀虫施药作业人员的防护。

作业人员一般要求身体健康，患有下列疾病者不得作为现场作业人员，如精神病、癫痫、支气管哮喘，明显的肝肾疾病等。哺乳期、妊娠期、月经期的妇女、皮肤损伤者应暂停作业。

作业人员至少要有两套工作服以便更换，清洗设备时要用足够的水和肥皂，并且有合适的场所；所有工作服需在每日工作后更换，施药人员应淋浴或洗浴；工作服要经常清洗；注意清洗手套，戴上污染的手套比不戴手套更危险；进食前一定要洗手；工作中严禁进食、饮水、吸烟；若使用毒性较高的药物，工作时间应适当调整，暴露时间不宜过长，工作后应及时回基地清洗。

二、施药过程中的人员防护

喷洒杀虫剂时，作业人员必须穿着透气性工作服和橡胶围裙（或橡胶、聚氯乙烯膜防护服）、胶靴、橡皮手套、防护眼镜、口罩，施放的杀虫剂若为粉剂则应着透气性防尘服、橡胶（或塑料）围裙、橡胶长手套、胶鞋（图 4–9）。杀虫剂在搬运过程中应着透气性工作服、橡胶围裙、橡胶防护手套和防护鞋，配制过程中应着透气性工作服和橡胶手套。透气性工作服是指有一定防药液渗透性能的工作服，采用防水、防油树脂整理的棉织物或混纺织物等加工制作；透气性防尘服是指具有防尘粒透过性能的工作服，采用防尘效率高、面料平滑的织物等加工制作。

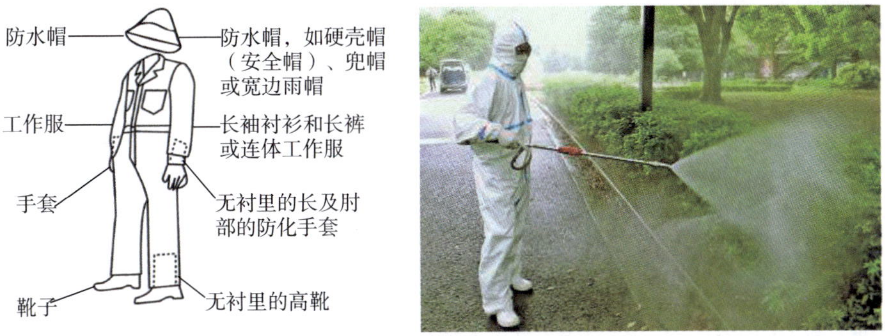

图 4-9 杀虫剂施药过程中的人员防护

三、个人防护装备的维护方法

使用杀虫剂工作完成后，须清洗所有防护装备。在脱去个人防护装备前清洗手套，然后戴上手套脱去衣物和个人防护装备，以免受到污染。

清洗步骤如下。

（1）脱去个人防护装备前用温肥皂水清洗手套的外面。

（2）戴着手套脱去个人防护装备。一定要在室外脱去个人防护装备。

（3）如果施用的是颗粒剂杀虫剂，则在室外安全的地方掸衣物，并清理口袋和翻边。

（4）如果衣物被喷洒的高毒杀虫剂污染，则丢弃防护服。将防护服放在一个塑料袋内并放置在垃圾填埋场。

（5）将连体工作服和其他喷雾衣物放在一个塑料袋内，并将它们与其他衣物分开存放。这些衣物必须和其他衣物分开洗涤。每次施药后都应洗涤喷雾衣物。

（6）用戴手套的双手清洗防护装备。在温肥皂水中清洗护目镜、帽子、靴子和防水衣物，彻底清洗并把它们风干或晾干。

（7）最好在室外清洗装备。

（8）如果外面没有清洗场所，应准备几个桶专门用于装备的清洗。并将其贴上标签，与家用清洗桶予以区别。

（9）用温肥皂水再次清洗手套外部。彻底清洗后脱下来悬挂晾干。

（10）将晾干防护装备放入干净的储物箱以备下次使用。

四、杀虫剂中毒

卫生杀虫剂一般是微毒或者中毒的，毒性较低，但对人仍是有害的，长期接触较小剂量的杀虫剂会产生蓄积性慢性中毒。因此，对现场作业人员的防护应当高度重视。

以下现象提示可能有杀虫剂中毒。①轻度中毒：头痛、头晕、恶心、呕吐、多汗、无力、胸闷、视物模糊、胃口不佳等，全血 AChE 活力一般降至正常值的 50% ～ 70%；②中度中毒：除上述症状外，还出现轻度呼吸困难、肌肉震颤、瞳孔缩小、精神恍惚、步态不稳、大汗、流涎、腹痛、腹泻等，全血 AChE 活力一般为正常值的 30% ～ 50%。③重度中毒：除上述症状外，还出现昏迷、抽搐、呼吸困难、口吐白沫、肺水肿、瞳孔缩小、大小便失禁、惊厥、呼吸麻痹等。全血 AChE 活力一般降至 30% 以下。

五、杀虫剂中毒的急救原则

由于不同农药中毒作用机制不同，所以有不同的中毒症状表现，一般表现为恶心、呕吐、呼吸障碍、心搏骤停、休克、昏迷、痉挛、激动、烦躁不安、疼痛、肺水肿、脑水肿等，为了尽量减轻症状和避免死亡，必须及早、尽快、及时地采取急救措施，包括现场紧急处理和后送医院救治。

一般性救治由于不同杀虫剂中毒作用机制不同，具体救治方法也不尽相同，作为非职业医护人员无须全部掌握，但一般急救原则应了解熟悉，包括以下几方面。

（1）去除杀虫剂污染源，防止杀虫剂继续进入人体内，是急救中重要的措施之一。

（2）眼：如眼直接接触了药物，应立即用大量清水冲洗（灌洗）眼，冲洗时，不时翻开上下眼睑，并立即就医。

（3）皮肤：如果该药物直接接触皮肤，应立即用肥皂和水冲洗污染的皮肤。若该药物渗透进衣服，要立即将衣服脱除，用肥皂和水清洗皮肤，并迅速就医。

（4）呼吸：如果接触者吸入大量该药物，应立即将接触者移至新鲜空气处。如果呼吸停止，要进行人工呼吸，注意保暖和休息。尽快就医。

（5）催吐：如果吞入该药物，应及早催吐、洗胃、导泻或对症使用解毒剂。催吐是排出毒物的重要方法。先给中毒者喝 200 ～ 400ml 水，用干净手指或筷子等刺激咽喉部引起呕吐；用浓盐水、肥皂水引吐。注意催吐必须在神志清醒时采用，昏迷时不能采用，以免因呕吐物进入气管造成危险，呕吐物需留存以备检查。

（6）洗胃：引吐后应早、快、彻底地洗胃，这是减少毒物在人体内存留的有效措施，洗胃前要去除活动义齿。根据不同杀虫剂选用不同的洗胃液（表

4–1）。

（7）导泻：毒物已进入肠内，只有用导泻的方法清除毒物。导泻剂一般不用油类泻药，尤其是苯作溶剂的杀虫剂。可用硫酸钠或硫酸镁 30g 加水 200ml 一次服用，再多饮水加快导泻。有机磷杀虫剂重度中毒呼吸受到抑制时不能用硫酸镁导泻，避免镁离子大量吸收加重呼吸抑制。

表 4–1 杀虫剂中毒后常用洗胃液

杀虫剂类别	常用洗胃液
有机磷杀虫剂	2% 碳酸氢钠溶液（敌百虫除外）
氨基甲酸酯类	2% 碳酸氢钠溶液
拟除虫菊酯类	含活性炭的等渗盐水
有机氟、硫、锡杀虫剂	1 ∶ 5000 高锰酸钾溶液
其他杀虫剂和不明杀虫剂	清水

注：a. 神志尚清醒者，自服洗胃剂；神志不清者，应先插气管导管，以保持呼吸道畅通，要防止胃内物倒流入气管。在呼吸停止时，可进行人工呼吸抢救。b. 抽搐者应控制抽搐后再行洗胃。c. 服用腐蚀性杀虫剂的不宜采用洗胃，催吐后口服蛋清及氢氧化铝胶、牛奶等保护胃黏膜。d. 最严重的患者不能插胃管，只能用手术剖腹造瘘洗胃，仅在万不得已时采用

此外，应及早排出已吸收的杀虫剂及其代谢物，可采用吸氧、输液、透析等方法。

（1）吸氧：气体状或蒸汽状的杀虫剂引起的中毒，吸氧后可促使毒物从呼吸道排除。

（2）输液：在无肺水肿、脑水肿、心力衰竭的情况下，可输入 10% 或 5% 葡萄糖氯化钠注射液等促进杀虫剂及其代谢物从肾排出。

（3）透析：选用血液透析、腹膜透析、血液滤过、血液灌流、换血、利尿等方法清除已进入体内的毒物。

第五章

场景应用

第一节　蚊虫防制

一、室内防蚊灭蚊

室内环境是人类活动的主要区域，不仅停留时间长，而且大多数生活、工作、学习和休息活动都在室内。室内蚊虫数量多，会显著影响人们的正常生活工作秩序，影响休息和情绪，还可能传播多种疾病，因此需要做好室内的防蚊灭蚊。

一般来说，室内蚊虫孳生地较少，主要是室外羽化的成蚊飞入室内吸血，因此针对室内蚊虫主要做好以下几点。

1. 清除孳生地　清理室内积水，包括小型容器积水、花盆接水盆、饮水机接水槽等，水培植物容器和其他存水容器需要定时清理，时长一般不超过1周；除了室内积水以外，还需要关注房屋周边环境中的孳生地，包括各种容器积水，特别是废弃轮胎、容器、花盆、接空调冷凝水容器等，并保持下水道通畅无积水。

2. 减少蚊虫飞入　使用纱门纱窗，在门口周边墙壁滞留喷洒杀虫剂，使用植物香包、精油驱除蚊虫，使用防臭地漏等。

3. 杀灭驱除室内成蚊　使用电蚊拍、灭蚊灯等杀灭成蚊，使用蚊香、电蚊香，也可使用拟除虫菊酯类杀虫剂气雾剂喷洒于室内。

4. 个人防护　晚上在蚊帐中休息可有效减少蚊虫叮咬，在侵害风险很高时，可使用拟除虫菊酯类杀虫剂浸泡蚊帐。

5. 喷洒杀虫剂　在蚊虫密度及相关疾病传播风险很高时，可考虑采用杀虫剂滞留喷洒技术，使用具有残效的触杀杀虫剂，喷洒在室内蚊虫栖息的表面，如墙壁、天花板、衣柜等，蚊虫栖息在这些表面时接触杀虫剂中毒死亡（表5-1）。

该方法可有效降低蚊虫密度，降低疾病传播风险，但有一定的健康风险，不推荐作为常规方法使用。需要指出的是，虽然拟除虫菊酯类杀虫剂的安全等级级别可能与有机磷类、氨基甲酸酯类杀虫剂类似，但由于对卫生害虫杀灭效果好，推荐使用浓度较低，因此总体安全性更好。在室内喷洒杀虫剂一般优先选择拟除虫菊酯类杀虫剂。

表 5-1 可用于室内滞留喷洒的杀虫剂

杀虫剂	有效成分剂量（g/m^2）	持效（月）	制剂安全等级
顺式氯氰菊酯	0.03	2 ～ 3	低毒
联苯菊酯	0.02 ～ 0.06	1 ～ 2	低毒
氟氯氰菊酯	0.025	3 ～ 5	低毒
氯氰菊酯	0.5	≥ 4	低毒
高效氯氰菊酯	0.02 ～ 0.1	1 ～ 2	低毒
高效氯氟氰菊酯	0.025 ～ 0.05	2 ～ 3	微毒至中等毒
高效氟氯氰菊酯	0.003 ～ 0.004	≥ 6	低毒
溴氰菊酯	0.05	2 ～ 3 或更多	低毒
氯菊酯	0.5	2 ～ 3	低毒
杀螟松	1 ～ 2	1 ～ 3 或更多	低毒
甲基嘧啶磷	1 ～ 2	2 ～ 3 或更多	低毒
残杀威	0.2 ～ 0.4	2 ～ 3	低毒
噁虫威	1 ～ 2	2 ～ 3	低毒
呋虫胺	0.08 ～ 0.16	2 ～ 4	低毒
氟虫腈（限制使用）	0.02 ～ 0.05	1	低毒至中等毒
DDT*	1 ～ 2	≥ 6	中等毒
林丹 *	0.2 ～ 0.5	≥ 3	中等毒

注：* 我国已禁用，但在部分国家可用于室内滞留喷洒

二、室外灭成蚊

1. 物理杀灭　室外成蚊密度不高时，可采用灭蚊灯进行物理杀灭，可选择

太阳能灭蚊灯，有些产品将其与路灯结合，可布置在庭院内或道路旁。

2. 种植驱蚊植物　种植除虫菊、驱蚊草、薄荷等驱蚊植物。

3. 喷洒杀虫剂　在蚊虫密度很高或者蚊媒病流行风险高时，可进行室外空间喷洒，一般以热雾或超低容量喷洒的方式施药，液滴体积小，扩散和渗透性好，在大面积紧急处理控制蚊媒病流行时常用超低容量喷洒（表 5-2）。需要注意的是，空间喷洒的杀虫剂容易被吸入，或沾在皮肤上被吸收，应当由专业人员进行空间喷洒操作，并做好防护，如发现中毒迹象应及时停止作业并送医院治疗。

表 5-2　适用于超低容量喷洒或热烟雾灭蚊的杀虫剂

杀虫剂	有效成分剂量（g/hm^2）		制剂安全等级
	超低容量喷雾	热烟雾	
噁虫威	4 ～ 16	–	低毒
氟氯氰菊酯	1 ～ 2	2	低毒
氯氰菊酯	1 ～ 3	–	低毒
溴氰菊酯	0.5 ～ 1.0	–	低毒
右旋苯醚菊酯	5 ～ 10	–	微毒至低毒
杀螟松	250 ～ 300	270 ～ 300	低毒
高效氟氯氰菊酯	1.0	1.0	低毒
氯菊酯	5	10	低毒
甲基嘧啶磷	230 ～ 330	180 ～ 200	低毒
残杀威	100	–	低毒
苄呋菊酯	2 ～ 4	–	低毒
Z- 氯氰菊酯	1 ～ 3	–	低毒

注：hm^2, 公顷

三、灭蚊幼虫

蚊的幼虫和蛹都生活在水中，因此处理好环境中的水体，可以有效地将蚊虫控制在低密度，这是防制蚊虫的“治本”措施。蚊幼虫常见的孳生水体包括稻田、缓慢的溪流、沟渠靠近岸边的缓流处、积水坑、废弃轮胎、废弃容器、树洞、竹筒、花盆及接水盆、椰子壳、叶腋、下水道、污水坑、储水容器等。清除积水是杀灭蚊幼虫的有效方法，如翻盆倒罐，在积水容器底部打孔，使之无法长期积水，便可有效控制蚊虫孳生。但对于稻田、溪流、沟渠、下水道等处，积水不易清除，可使用多种方法杀灭水中的幼虫。

首先可以考虑生物防制的方法，如在水中养鱼，可有效降低蚊幼虫密度；不适合养鱼又无法清除的积水，可投放苏云金杆菌、球形芽孢杆菌等微生物制剂。以上方法都不适用时，可向水中投放杀虫剂，可使用有机磷类（如，双硫磷、倍硫磷等），昆虫生长激素类杀虫剂（如，吡丙醚、S-烯虫酯等），或者联合使用。需要特别注意的是，拟除虫菊酯类杀虫剂对鱼类一般毒性较大，因此不宜将拟除虫菊酯类杀虫剂投放在水体中控制蚊幼虫。

第二节　蝇类防制

一、室内防蝇灭蝇

1. *清除蝇类孳生地*　清除卫生死角，垃圾桶、化粪池加盖，规范运输和处理垃圾。及时清理垃圾，特别是厨余垃圾，最好不过夜，做到日产日清；当天确实无法清理的，应将厨余垃圾置于有盖垃圾桶中并盖紧，或者将垃圾袋口扎紧。

2. *加强重点区域防护*　食堂、餐厅、厨房、面点间、熟食间、食品加工区域等，采用物理方法减少蝇类进入，如安装纱门纱窗、防蝇帘、风幕机等。安装相关设备时，应仔细阅读说明书，如防蝇帘离地高度、风幕机风量、安装高速及风幕有效范围等。食品长时间放于桌上时，使用防蝇罩。

3. *物理方法杀灭成蝇*　使用灭蝇灯、粘蝇纸（图 5-1）、粘蝇条等。灭蝇灯常安装在餐厅墙壁上，定期清理死亡的害虫。粘蝇纸和粘蝇条一般放置在蝇类常活动的区域，需要及时清理。

4. *化学方法杀灭成蝇*　使用灭蝇毒饵和毒蝇绳、颗粒毒饵或者液体毒饵时应将毒饵置于特定容器中，每 12 周应补充或更换 1 次，黏性涂刷毒饵用刷子在蝇类聚集处涂成点状使用，每 1 ～ 2 个月补充 1 次。毒饵应放在儿童和家畜不可及的地方，并有警示标识。毒蝇绳常为深色或红色的棉绳、麻绳、绒布条等，可用杀虫剂浸泡吸足药液后晾干，在制作过程中可加入 5% ～ 10% 红糖或诱剂。使用时将毒蝇绳挂于天花板下，每平方米用 1m，每 1 ～ 3 个月更换 1 次即可。挂置时应戴手套，不可挂在食品容器和水槽上方或动物可及处。

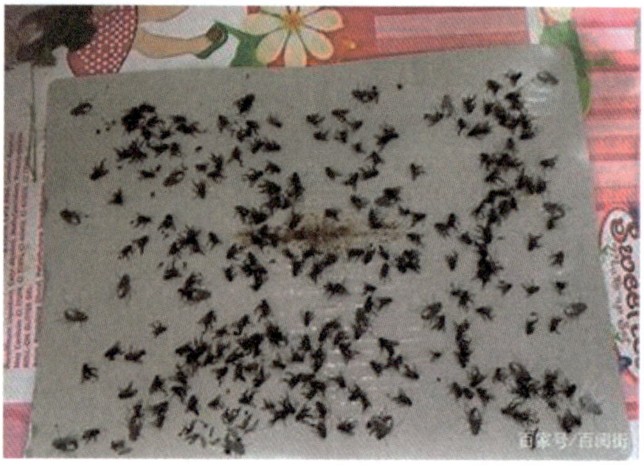

图 5-1　粘蝇纸

5. 喷洒杀虫剂　在蝇类密度很高的情况下，采用杀虫剂空间喷洒处理密闭空间，可迅速降低蝇类密度，但由于存在一定的环境污染和健康风险，不宜作为常规方法使用。与处理室内蚊虫一样，也可以使用滞留喷洒的方法控制室内蝇类密度，将残效期长的杀虫剂喷洒在蝇栖息场所，以保持较久的杀虫效能，在狭小面积可采用涂刷的方法施药（表 5-3）。然而，从目前的观察来看，蝇类的杀虫剂抗药性较为普遍且抗药性水平偏高，是需要关注的问题。

表 5-3　适用于滞留喷洒灭蝇的杀虫剂

杀虫剂	浓度（g/L）	有效成分剂量（g/m^2）	制剂安全等级
顺式氯氰菊酯	0.3 ～ 0.6	0.015 ～ 0.03	低毒
甲基吡噁磷	10 ～ 50	1.0 ～ 2.0	低毒
联苯菊酯	0.48 ～ 0.96	0.024 ～ 0.048	低毒
氯氰菊酯	2.5 ～ 10.0	0.025 ～ 0.1	低毒
氟氯氰菊酯	1.25	0.03	低毒
溴氰菊酯	0.15 ～ 0.30	0.007 5 ～ 0.015	低毒
右旋苯醚菊酯	–	2.5	微毒至低毒
杀螟松	10 ～ 50	1.0 ～ 2.0	低毒
高效氟氯氰菊酯	0.7	0.01 ～ 0.03	低毒
氯菊酯	1.25	0.0625	低毒
甲基嘧啶磷	12.5 ～ 25.0	1.0 ～ 2.0	低毒

续表

杀虫剂	浓度（g/L）	有效成分剂量（g/m^2）	制剂安全等级
Z- 氯氰菊酯	0.4 ～ 0.8	0.02 ～ 0.04	低毒
噁虫威	2 ～ 8	0.1 ～ 0.4	低毒

二、室外灭成蝇

1. 物理方法灭成蝇　捕蝇笼（图 5–2）是室外灭蝇的有效工具。捕蝇笼为方形或圆形，一般由防雨盖（罩）、笼骨、外丝网、内丝网、诱饵托盘和固定支杆（基座）六大部件构成，笼底呈喇叭形，诱饵放在喇叭口下方，根据蝇类追香逐臭、趋光性和飞行时向上性的特点来诱杀。

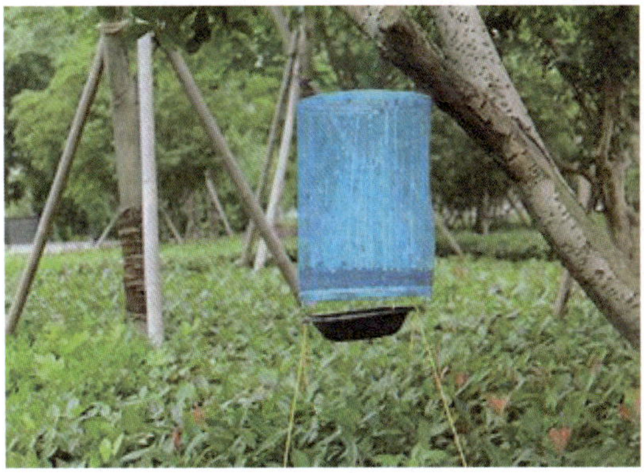

图 5–2　捕蝇笼

2. 喷洒杀虫剂　室外快速灭蝇可用空间喷洒（表 5–4），常用超低容量喷洒和热雾喷洒，多用于突击灭蝇和疫情现场处置。室外空间喷洒的重点区域为室外蝇类夜间栖息地、垃圾容器、垃圾处理站和化粪池周边区域。

三、灭蝇幼虫

成蝇容易引起人们的不适，并传播多种疾病，容易成为关注的重点。然而，做好蝇幼虫的控制，才能从根本上控制蝇类的总体密度。蝇幼虫主要孳生在各种垃圾、粪便中，对于蝇幼虫的控制，首要强调的是搞好环境卫生，经常打扫卫生，及时清理垃圾，处理好垃圾、粪便，并且对于暂存、运输和处理场所区域应加强管理。对于暂时不能清除的蝇类孳生物，可定期喷洒杀虫剂控制蝇类密度，杀虫剂的种类可选择有机磷类杀虫剂，如 5% 的倍硫磷；昆虫生长调节剂，如0.5%的吡丙醚。喷药量需根据孳生物的量来决定，用量通常比控制蚊虫要高，一般需要 0.5 ～ 5L/m²。

表 5-4　适用于空间喷洒灭蝇的杀虫剂

杀虫剂	有效成分剂量（g/m^2）	制剂安全等级
氯氰菊酯	2 ～ 5	低毒
溴氰菊酯	0.5 ～ 1.0	低毒
右旋苯醚菊酯	6.25	微毒至低毒
高效氟氯氰菊酯	0.5 ～ 1.0	低毒
氯菊酯	5 ～ 10	低毒
甲基嘧啶磷	250	低毒
Z- 氯氰菊酯	2 ～ 4	低毒
噁虫威	0.1 ～ 0.4	低毒
吡丙醚	0.1 ～ 0.2	低毒
倍硫磷	0.3 ～ 1.5	低毒
敌敌畏	0.1 ～ 0.2	中毒
辛硫磷	1.5	低毒
氟氯氰菊酯	1 ～ 2	低毒

第三节　蟑螂防制

一、做好环境卫生

对蟑螂的控制，首先应强调环境卫生，特别是食物的处理。不要将未吃完的食物放在桌子上过夜，而应放进冰箱，或密封于塑料袋中。垃圾桶应当加盖，或者晚上睡觉前清理垃圾，或者将垃圾桶袋口扎紧。环境卫生是控制蟑螂密度的根本措施。

二、防止蟑螂从外界的侵入

主要是将纸箱、鸡蛋托、食品、行李等带入室内时，注意检查是否有蟑螂活动，或是否有卵荚存在。如发现蟑螂活动迹象，将物品放在室外处理完毕后再移入室内。

三、粘蟑纸和蟑螂盒

粘蟑纸可降低蟑螂密度，在蟑螂密度不高时有较好的效果。使用时，揭开粘蟑纸，露出表面的黏性层，将其布置在蟑螂活动区域，如墙角、柜子下、缝隙周边等处，在粘蟑纸中央撒上诱饵，捕捉到蟑螂后将粘蟑纸对折后丢弃。蟑螂盒种类较多，利用诱饵将蟑螂诱进盒内，但效果一般且有限。

四、杀蟑胶饵

发现办公、生活区内有少量蟑螂活动时，可使用胶饵来进行处理，将含有杀虫剂的胶饵放置或点在蟑螂活动的区域，如角落、柜子下、水池下边、缝隙中，以及杂物间、垃圾桶周围、浴室等蟑螂栖息场所。家具内部、抽屉内也可布放胶饵。注意避免布放在水冲的区域，另外胶饵布放时间过长又未被蟑螂食用完时，容易霉变，需要清理。

五、杀蟑烟剂

在蟑螂密度很高的密闭场所，可使用烟剂进行杀灭，在使用前应根据说明书计算好用量，将餐具、水杯、食品等收好，封闭好门窗缝隙，点燃烟剂进行熏杀后，清扫蟑螂尸体，并用抹布擦拭家具、卧具表面，减少人体接触残留杀虫剂的可能。

六、杀虫剂喷洒

蟑螂密度很高时，可考虑使用滞留喷洒，对蟑螂频繁活动的区域进行处理，包括厨房、仓库、餐厅、垃圾处理场所周边、浴室等处。对用水冲洗的场所，可视虫情增加喷药次数。对垃圾通道、下水道、通风管道等不易直接喷洒到达的部位，可使用超低容量喷雾或热烟雾喷洒，特别是热烟雾喷洒，渗透性强，对隐藏部位的蟑螂有较好的杀灭效果。

七、其他灭蟑方式

粉剂具有较好的飘逸性能，可喷洒于缝隙、夹墙、角落和一些固定设备，如橱柜、冰箱、货架等。杀虫油漆（涂料）是用杀虫药和油漆等加工而成。杀虫油漆是一种缓释剂型，用在船舶、医院、宾馆和火车等特殊场所杀灭蟑螂，可以保持较长时间的处理效果。

第四节 臭虫防制

臭虫寄居于室内隐蔽处，包括床架、墙壁、天花板、被褥、草垫、床席等的缝隙和糊墙纸的后面，在夜晚出来活动吸血，被叮咬吸血后常严重影响睡眠。

一、防止臭虫进入

臭虫进入室内的途径主要是人类携带，床板、家具、行李等容易带入臭虫，需要仔细检查。

二、物理防制

在室内寻找臭虫栖息场所，找到后使用拍打、水烫等方法杀灭臭虫的成虫和幼虫。臭虫的栖息场所很隐蔽，因此需要仔细查找，如果遗漏，则难以起到防制效果。栖息场所常有许多棕褐色的粪迹，是臭虫消化血液后的排泄物。

三、化学防制

杀虫剂是大面积消除臭虫危害最直接和有效的手段。主要方法有：①用 0.5% ～ 1% 倍硫磷乳剂、2% 马拉硫磷或 0.005% 的溴氰菊酯、氯氰菊酯等药物喷洒床板、床垫、家具墙壁的表面及缝隙，用量 20 ～ 40ml/m^2。在无人居住的场所亦可用 0.5% ～ 1% 敌敌畏喷洒或涂刷臭虫的栖息场所，用量为 100 ～ 150ml/m^2，处理后关闭门窗 4 小时，然后通风。由于敌敌畏残效期短，对残存的成虫和新孵化的若虫不能杀死，需要每隔 1 周处理 1 次，连续 2 ～ 3 次。②用 2% 倍硫磷粉剂处理床板和墙缝，或用 1% 倍硫磷乳剂刷床板，每单人床用 50ml。常用灭臭虫药物及使用见表 5-5。③灭臭虫药纸。使用专门用于灭臭虫的药纸杀灭，其方法是先把床上的被褥卷起，然后把药纸铺在床板上，再把被褥放回原处即可。如果墙壁上有臭虫，最好把药纸在床板与墙壁接触的地方向上折叠 10cm，这样有利于臭虫来回爬行时接触药纸，提高杀虫效果。

表 5-5 常用灭臭虫药物及使用方法

药物及剂型	浓度（%）	剂量	施药方法	效果
倍硫磷粉剂	2.0	50 ～ 100g/ 床	撒布	30 ～ 80 分钟死亡率 100%
倍硫磷乳剂	0.6	100ml/m^2	喷涂	50 分钟死亡率 100%

续表

药物及剂型	浓度（%）	剂量	施药方法	效果
敌敌畏乳剂	0.3	100ml/m^2	喷涂	4 小时死亡率 77% ～ 100%
马拉硫磷乳剂	0.5	100ml/m^2	喷涂	24 小时死亡率 89% 以上
氯菊酯乳剂	0.5	100ml/m^2	喷涂	24 小时死亡率 100%

第五节　红火蚁防制

一、普通绿地灭红火蚁

红火蚁繁殖能力强，适应多种环境，食源广泛，已广泛分布于我国南方多地。红火蚁攻击性强，当认为受到入侵时，会大量涌出攻击入侵者。人若不慎踩到蚁丘上，可能会被大量红火蚁叮咬蜇伤，出现皮肤红肿、水疱，部分人出现荨麻疹、肢体肿胀，甚至出现低血压、呼吸困难等休克症状，危及生命安全。因此，在人类活动频繁的区域，应当尽量将红火蚁杀灭。

1. 杀红火蚁饵剂　杀灭红火蚁应优先选择饵剂（图 5-3），饵剂具有靶标性较强、用药量小、环境污染小、可杀灭深层红火蚁等优点，但起效相对较慢。在红火蚁发生区域，可以用点施毒饵法防制单个蚁巢。将毒饵环状或点状投放于蚁巢外围 50 ～ 60cm 一周，以此法对所有查见的活蚁巢进行防制。点状投放，每点投放 5 ～ 10g，直径 20 ～ 50cm 的蚁丘通常布放 10 ～ 30 个点，直径小于 20cm 或大于 50cm 的蚁丘，布放的点数视情况而定；或者在蚁巢周围均匀布撒一周。投放次日观察毒饵消耗，巢外无毒饵，投饵量加倍；毒饵有余，补足原量，连续观察 7 天。红火蚁蚁丘每 100m^2 达 10 个以上的区域，可在整个发生区域均匀撒施毒饵进行防制。毒饵用量依据活蚁巢密度和毒饵商品使用说明用量确定，通常是防制单个活蚁巢的 100 倍，蚁巢附近多撒，无蚁巢地带少撒。红火蚁严重发生区域，活蚁巢密度大、分布普遍时采用点施和撒施相结合的方法，并适当加大毒饵用量。投放毒饵间隔 2 周后，对仍然有蚁活动的蚁巢，再次投放毒饵。

2. 杀虫剂灌巢或撒布　除使用饵剂外，还可使用拟除虫菊酯类杀虫剂进行灌巢杀灭，或者在蚁巢表面撒杀虫剂药粉杀灭红火蚁。灌巢时将药剂按照使用说明书配制成规定浓度的药液。施药时以活蚁巢为中心，先在蚁巢外围淋施药液，形成一个药液带，再将药液直接浇在蚁丘上，或挖开蚁巢顶部后，迅速将药液灌入蚁巢。使药液完全浸湿蚁巢土壤，并渗透到蚁巢底部。根据蚁巢大小确定药液用量，一般需要约液 10 ～ 50L，保证充分湿润全部蚁巢，7 天后观察，如有活动，再次灌药，直至无活蚁活动。将颗粒剂均匀撒布于蚁丘表面和附近区域，并迅速洒水将其冲入蚁巢内部，应重复洒水 3 次以上，每 2 天洒水 1 次。使用粉剂要破坏蚁巢，待工蚁大量涌出后迅速将药粉均匀撒施于工蚁身上，通过带药工蚁与其他蚁之间的接触传递药物，进而毒杀全巢。然而，这些方法单独使用不能彻底杀灭蚁巢深层的红火蚁，反而会加速幸存红火蚁的转移和扩散，从长期来看不利于整体防制。

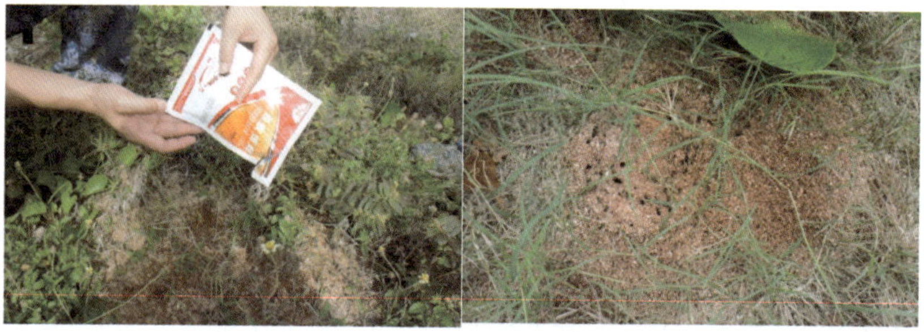

图 5–3　使用饵剂杀灭红火蚁

此外，水淹、火烧等方法虽然能杀灭表层的部分红火蚁，但并不能有效杀灭深层的红火蚁，长期来看反而促进红火蚁的扩散，不利于红火蚁防制，因此不推荐使用。

二、雨水回收区灭红火蚁

在某些淡水较缺乏的区域存在雨水回收区，这些区域的淡水汇集到蓄水池，经简单处理后可作为生活用水。由于杀虫剂不能被常规的水净化措施有效去除，在这些区域应谨慎使用杀虫剂。可考虑使用真菌制剂，如金龟子绿僵菌、球孢白僵菌等喷洒，降低红火蚁密度。如金龟子绿僵菌，可将菌粉加水稀释成含孢子 0.05 亿～ 0.1 亿个 /ml 的菌液，在红火蚁侵害的区域喷雾或灌巢。由于真菌制剂需要生长后才能观察到效果，因此需要连续观察以确定效果。

第六节　虫类叮咬的防护

在害虫侵害风险很高的区域，特别是在野外的沼泽、丛林、草地等区域活动时，可能被害虫侵害叮咬，导致高度的疾病传播风险。在这些区域，无法做好改造环境，物理、化学和生物防制方法应用的效果也十分有限，做好个人防护是最重要的措施。

一、正确着装

服装是防止有害生物侵袭的第一道防线。正确穿着适当的野外作战服对于减少皮肤的暴露非常重要，可参考如下建议。

（1）把裤腿塞进靴子或者袜子里，可以阻止爬行的有害动物（如蜱虫、蚂蚁和蜘蛛等）从裤腿外爬到身体上，减少了有害动物与皮肤的接触，同时也使其更容易被发现。

（2）穿着长袖的制服，扣紧手腕部的袖口，拉起衣领。这些做法有助于保护上臂和颈部不受有害动物侵扰。从黄昏到黎明的这段时间，是各种蚊虫和其他夜间吸血动物频繁活跃的时段，上述穿着方法尤其重要。

（3）一般情况下，攻击性的动物通过制服的布料叮咬皮肤是很困难的，除非制服被拉紧，并紧贴着皮肤。因此，在野外应该穿宽松一些的制服，而且要穿贴身内衣，可以起到增加屏障的作用。内衣应塞进裤腰里面，以减少害虫从腰部进入体内。

（4）野外戴有帽檐的帽子有助于保护头部和面部。有些昆虫有喜光的习性，避免到有阴影的区域，因此，帽檐使面部出现的阴影正好起到了保护作用。在飞行害虫大量出现的区域，可以在帽子或头盔的外面使用防护头网。

二、使用驱避剂

在野外，人们无法将化学杀虫剂洒满各个角落，在野外、森林、边防前哨等地，害虫分布广泛，无法做到大规模杀虫，最好的办法是做好个人防护。借助驱避剂，可在一定时间内使人员不受野外蚊虫及其他一些卫生害虫的袭扰。驱避剂可预防蚊虫叮咬，效果迅速，使用简单，只要在皮肤裸露部分涂抹或喷洒即可。避蚊胺有效驱避时间为 4 ～ 8 小时，避蚊灵对蚊虫有效驱避时间可达 5 ～ 6 小时，具体应参照产品说明书按时补涂或补喷。

三、药物处理服装

在危害风险极高的区域，可以考虑穿着药物处理的服装。

1. 药物浸泡服装 一般使用氯菊酯浸泡服装，因为其安全性良好，浸泡时先准备好所有的材料，戴好手套；将一定量的水倒入处理袋，加入氯菊酯乳剂，轻轻晃动，混合均匀；将要处理的服装卷起、捆好，放入包装袋，重新把包装袋口密封起来；静置约 3 小时，待药液将全部被服装吸收；打开袋口，取出服

装，悬挂晾干，避免阳光直晒，一般需要 2 ～ 4 小时；处理袋为一次性用品。所有使用过的工具都放进袋中，密封，然后放进垃圾桶。药物处理过的服装，多次水洗后，仍需再次处理。帽子和内衣禁止用药物处理，处理后的衣物不能干洗，干洗会将纤维上的氯菊酯洗掉。

2. *药物喷洒服装* 时间较为紧张，来不及浸泡处理时，可进行药物喷洒处理。喷洒处理需要使用氯菊酯气雾剂。进行处理操作时要在室外进行。选择避风处，使用前需上下摇动。喷雾时，将衣服平铺在平整的地面，罐体距离衣物 15 ～ 20cm 缓慢扫过。喷雾时，药物要均匀喷洒在衣服的外表面，前后都要喷到，直到衣服表面湿润，颜色稍微变化。先处理衬衫 / 上衣 / 外套，然后处理裤子，每一面喷雾约 30 秒。需要特别注意的是，喷雾时一定要注意覆盖到上衣袖口和裤腿处。袜子的表面也可以轻轻喷洒，袜子的关键部位是上部和前面，这样还有助于防止恙螨、蜱虫等通过靴上的小孔钻入叮咬等。药物处理后的服装必须完全干燥后才能穿。如果可能，并且时间允许，药物处理后的衣服应当阴干，避免阳光降解药物。

第六章

特殊环境卫生害虫防制

一、舰船

舰船分为水面舰艇和潜艇。舰船上常见的卫生害虫有蜚蠊（蟑螂）、臭虫，有少量蝇类，在停靠港口时可能有蚊、蝇、蠓等有害生物。舰艇结构复杂，缝隙较多，环境多温暖潮湿，适于蜚蠊生存。

舰船上最常见的卫生害虫是蟑螂。蟑螂爬行快，范围广，分布复杂。除机舱外，几乎每个舱室、每个部位都是其栖息或活动的场所。如舰船上的橱柜、灯罩、电扇、写字台、衣柜、电缆等处，均可见蟑螂的活动，尤以餐厅、厨房、住舱的夹缝等处居多。蟑螂的形态特征和生活习性使它容易传播痢疾和腹泻的病原体，蟑螂孳生活动的地方还常会出现恶臭。同时，蟑螂对舰船的侵害程度严重，能钻进通讯设备、电器仪表箱中并大量聚集，致使电路短路，通讯中断，自控失灵，机件烧毁，造成严重后果。臭虫也可随行李、床具等入侵舰艇，在船员休息时叮咬吸血骚扰，引起严重瘙痒，十分影响睡眠，甚至导致情绪失常。而蚊、蝇、蠓等大多是在港口停靠时，从周围环境中飞行而来，在舰艇上缺乏孳生地，因此数量一般较少。因此，舰艇病媒生物防控的重点是控制蜚蠊密度，防止臭虫等卫生害虫入侵。

此外，舰艇在国内各港口间频繁移动，部分舰艇在国内外港口间移动，具有远距离携带传播病媒生物的可能性，因此在靠港时应做好卫生害虫预防措施，对于上下船的行李、物资、食品等需要仔细检查，如发现卫生害虫存在的痕迹，应当立即处理，并确认卫生害虫完全被消灭后再进行搬运。对于补给的食物和物资，特别是纸箱、鸡蛋托等，容易夹带蜚蠊及其卵荚，应仔细检查。

1. 舰船杀虫剂选择的原则　舰船舱室狭小，通风条件不佳，潜艇更是不具备长时间通风的条件。因此，舰船上选择有害生物防控技术方法时，要尽量考虑到对船上人员的健康影响。如在使用化学杀虫剂时，在水面以下舱室不应使用烟剂，在人员居住的舱室内尽量少用化学杀虫剂进行大面积喷洒，避免人员长期接触产生不良反应。同时应选用对人体无刺激，对仪表、金属和涂漆表面无明显损害的制剂。为防止昆虫产生抗药性，还应经常更换药剂，以达到虫媒控制的目的。杀灭蟑螂时可考虑使用饵剂或者保幼激素类、几丁质合成抑制剂，也可使用物理防控手段（如粘蟑纸、蟑螂屋）。

潜艇是一个密闭的环境，对所用杀虫剂的要求较高， 水下和水面航行状态或岸泊时，也只能使用水溶性杀虫剂，因为烃类有机溶剂对空气净化系统有损害。潜艇上不能储存杀虫剂原液，需要时应由基地或补给船供给。

2. *舰船灭蟑*　舰船是封闭空间，空间较小，通风条件较差。一般可选用胶饵进行蟑螂密度的控制。颗粒毒饵在舰船等高湿环境中易受潮，导致引诱性明显降低。可将胶饵以小圆点状施放于蟑螂巢穴周围及经常出没的开水炉附近、抽屉里、天花板缝隙、电源开关接缝等场所。在蟑螂密度高时，可使用烟剂灭蟑，配合施放胶饵控制蟑螂密度。由于卵荚防水性极佳，杀虫剂不能杀灭卵荚中的虫卵，蟑螂会从中孵出，因此有必要在 15 ～ 30 天后再次使用烟剂灭蟑，可使蟑螂密度大幅下降。需要注意的是，烟剂使用需要有良好的通风条件，因此必须在靠港和降落时，人员在其他区域回避，才可使用烟剂灭蟑。对于厨房、食品仓库和部分居室等蟑螂严重侵害的区域，可采取滞留喷洒菊酯类杀虫剂的方法控制密度，也可使用杀虫油剂缓释剂。

3. *舰船灭臭虫*　舰船上的臭虫消灭方法与前文所述方法基本一致，同时还应按“统一、细致、彻底”的原则加以消灭。“统一”即统一行动，全舰展开，防止出现死角；“细致”即在喷药前把衣被搬出晾晒，把床垫对折架起，而后药物处理；“彻底”指喷药要周到，凡是臭虫隐藏的缝隙均要喷到。可使用 0.5% 倍硫磷、0.5% 甲基嘧啶磷、0.1% 溴氰菊酯溶液用滴管滴进缝隙中，或用喷雾器喷洒，用量为 100 ～ 200ml/m^2。施药后 3 天即可见大量臭虫死亡，7 天内可基本杀灭，持效 2 ～ 4 个月，夏季处理 1 ～ 2 次基本可控制臭虫危害。

二、岛礁

岛礁是四面环水的小片陆地，与大陆地区完全隔绝，生态环境具有独特性。岛礁上蚊、蝇、蜚蠊等卫生害虫都较为常见，有些岛礁上还有蠓、蚋、蚤、虱、臭虫、红火蚁、蜱、螨等。一些岛屿常年温暖潮湿，有利于害虫大量孳生。岛礁生态系统较为简单，部分岛礁上卫生害虫的天敌生物较少或者缺乏，不能对环境中卫生害虫的数量形成有效的控制，因此有些种类的有害生物在个别岛礁上密度高。在特定情况下，如环境、气候、卫生状况改变或者遇到大量外来入侵时，卫生害虫的数量可能短时间内大暴发。从历史资料和近期的虫媒病暴发现状来看，岛礁环境是虫媒病（如疟疾、登革热、恙虫病等）暴发的常见环境，对驻岛人员健康构成威胁，因此做好卫生害虫防制对于保障驻岛人员健康至关重要。

岛礁的生态系统相对脆弱，在进行卫生害虫防控时，要尽可能减少对环境的影响，降低对非靶标生物的风险（表6–1）。岛礁卫生害虫的防控首先应强调密切监测密度，根据实际状况进行有针对性的防控，避免将喷洒杀虫剂作为日常常规工作。防控方法应首先强调环境治理。实际工作经验证明，岛礁卫生害虫的大量孳生常常是由于环境中存在适合其大量孳生的孳生地，如垃圾堆、堆放的废弃物、敞开的化粪池、长期未处理的积水。加强垃圾处理设备建设，严格垃圾处理流程管理，化粪池加盖，排查长期积水等措施，对控制岛屿有害生物的密度是根本性的解决措施。如果没有良好的环境改造措施，那么有害生物的控制效果往往是短期的，常常无法达到长期控制目标。其次，做好人员健康卫生宣教也是重要的防控手段。强调提升全民意识，自觉参与到卫生害虫防控活动中，能有效降低有害生物的密度，更重要的是可有效减少卫生害虫带来的健康风险。防控方法可优先选择物理防制手段，如灭蚊蝇灯、纱门纱窗、防蝇帘、捕蝇笼、粘蝇纸、粘蟑纸、蟑螂屋等，都可在相应的场景下应用，以减少有害生物侵害。

生物防制方法，如保护天敌、投放细菌、真菌或者昆虫病毒也是合适的防控手段，但应重视生物防制方法的生态风险。鉴于岛礁较为脆弱的生态系统，不宜贸然引入原生态系统中并不存在的天敌生物，避免造成生态系统失衡。化学防制方法在岛屿上应当有限制地被使用，包括限制使用区域、限定杀虫剂的种类和剂量。长期持续使用杀虫剂会造成环境污染、产生高水平抗药性，并且会对其他生物（如蜜蜂、蝴蝶、蛾类等）造成显著影响，大量使用杀虫剂对人体健康也会造成损害。

化学防制手段在疫情暴发风险高的情况下可以短期使用，在防控要求高的局部区域也可考虑使用，选用的种类应优先考虑降解快、残留少的品种。如果有害生物短期内密度异常升高，针对一些难以处理的孳生地或者有明确有害生物疾病传播风险时，可以考虑使用化学防制方法。在条件允许时，应当首先进行杀虫剂敏感性测试，选用效果好的杀虫剂；如果没有条件进行杀虫剂敏感性测试，则应在施药后观察卫生害虫的杀灭效果，效果不佳时要及时更换药物。此外，应当将岛屿农业、林业农药的使用与有害生物化学防制进行系统管理，尽量避免杀虫剂抗药性的产生。许多岛屿设有淡水回收系统，在喷洒杀虫剂时，需要避免使杀虫剂进入淡水回收系统。

表 6-1　岛礁卫生害虫防制推荐方法

有害生物	环境	推荐防制方法	备注
蚊	室外	清除积水；积水投放药物（如苏云金杆菌、5% 吡丙醚－倍硫磷杀虫颗粒剂）；滞留喷洒（如 10% 高氯 / 残杀威悬浮剂、10% 顺式氯氰菊酯－残杀威可湿性粉剂、31% 高氟氯－吡虫啉悬浮剂）；外出人员正确着装，可使用驱避剂（如 15% ～ 30% 避蚊胺驱蚊液 / 霜、20% 羟哌酯驱蚊液、10% 驱蚊酯驱蚊液）	仅针对不易处理的积水，有蚊幼虫孳生时才考虑投放药物
	室内	纱门纱窗；蚊帐；电蚊拍；清除积水；杀虫气雾罐（如 0.25% 右旋胺菊酯、0.1% 右旋苯醚氰菊酯、0.1% 高效氯氰菊酯）	杀虫气雾罐仅在确定有蚊虫时短暂使用
蝇	室外	及时清理垃圾，垃圾箱、化粪池加盖；捕蝇笼；滞留喷洒（如 10% 高氯－残杀威悬浮剂、10% 顺式氯氰菊酯 / 残杀威可湿性粉剂、31% 高氟氯－吡虫啉悬浮剂）；空间喷洒（如 21% 辛硫－高氯氟乳油、10% 残杀威－四氟苯菊酯微乳剂）	一般无须监测和防制，只有在停靠蝇类密度高的港口时需要做好防护
	室内	纱门纱窗；风幕机；防蝇帘；灭蝇灯；电蚊拍；防蝇罩；粘蝇纸；粘蝇条	
蜚蠊	室内	打扫卫生，清理角落；规范厨余垃圾管理；粘蟑纸；杀蟑胶饵（如 0.5% 呋虫胺杀蟑胶饵、0.05% 氟虫腈杀蟑胶饵、2.15% 吡虫啉杀蟑胶饵），杀蟑烟剂（有效成分：高效氯氰菊酯）；杀蟑热雾剂（如 1.7% 高氯－残杀威热雾剂）	需要做好上岛物品的检查，减少蜚蠊入侵机会；杀蟑烟剂仅在蜚蠊密度很高时在密闭空间内使用，同时要做好食物和餐具等的保护、清洗；杀蟑热雾剂针对下水道使用
红火蚁	室外	杀蚁饵剂（如 0.05% 茚虫威杀蚁饵剂、0.05% 氟虫腈杀蚁饵剂） 真菌制剂（如绿僵菌、白僵菌）	在淡水回收区域应尽量避免使用化学杀虫剂，可使用真菌制剂

三、海外营地

近年来，我国援外医疗队、维和部队及驻国外企业增多。此外，我国还在吉布提建设了补给基地，在海外常集中于某一营地统一住宿管理。在这些区域工作的人员，要重视卫生害虫的防制工作。根据已有的经验，驻海外营地人员是传染病发生的高风险人群，已有许多感染病例的报道，包括疟疾、登革热、血吸虫等，其中不乏重症和死亡病例，可以说卫生害虫及其传播的疾病对驻海外营地人员构成了高度的健康风险。

在海外营地防制卫生害虫，应当充分了解当地卫生害虫的危害现状。卫生害虫分布具有显著的地域性，海外营地的主要种类常与国内有差别，传播的疾病也不同。因此，在国内准备出发期间，就应查阅世界卫生组织、疾病预防控制中心和相关部门发布的传染病风险预警，对所属人员进行卫生宣教，提高整体的防护意识。应密切关注当地卫生害虫近期的情况，是否有害虫密度或相关传染病暴发的情况。携带必要的器材、杀虫剂、驱避剂和个人防护用品等。

到达目的地后，应仔细调查卫生害虫的实际危害情况，根据海外营地实际危害情况，进行卫生害虫防制。一般来说，首先应做好营地内部及其周边区域的环境卫生，清理垃圾、粪便、积水等卫生害虫孳生地，疏通沟渠和下水道；有条件的区域做好地面硬化；检查住所，堵塞室内外开放通道，安装纱门纱窗。可考虑安装灭蚊蝇灯，室外安装一定数量的捕蝇笼，人员住所内可使用蚊香、电蚊香等，配发杀虫剂气雾剂，睡觉时使用蚊帐，也可使用药物浸泡蚊帐。严格管理厨余垃圾，垃圾桶应加盖，在不使用的时间段保持封闭，尽量做到日产日清，运输过程中避免遗漏。在食堂、餐厅等重点区域做好重点防护，安装纱门纱窗，餐厅安装灭蝇灯，使用粘蝇纸、粘蟑纸、蟑螂屋等降低蝇类和蟑螂密度，餐厅和后厨定期使用胶饵杀灭蟑螂，必要时使用烟剂熏杀。在卫生害虫密度很高时，或营地周边暴发相关虫媒病时，使用化学杀虫剂进行空间喷洒，迅速降低害虫密度，在风险很高的区域，使用室内滞留喷洒。

需要注意的是，卫生害虫防制效果与营地周边环境也息息相关。然而，我方对周边区域没有管辖权，也不宜直接进行环境治理和喷洒杀虫剂。在此状况下，需要与当地主管部门和疾病预防控制机构进行沟通与协调，尽可能处理好周边环境，对于卫生害虫的防制具有重要意义。

从营地至周边活动时，特别是在害虫侵害风险很高的区域时，做好个人防护，要点包括：①正确着装，穿着长袖长裤，穿贴身内衣，戴有帽檐的帽子，可将上衣扎进裤腰，将裤腿扎进袜子里。②使用驱避剂，一般推荐使用化学合成驱避剂，包括避蚊胺、驱蚊酯、羟哌酯等，喷洒或涂抹在暴露皮肤上和衣服上，有效作用时间约为6小时；在没有专业驱避剂时，也可使用风油精、清凉油或者使用有气味的植物驱蚊，但作用时间相对较短。

第七章

突发公共卫生事件卫生害虫防制

一、水灾期间卫生害虫防制

水灾期间易发生的卫生害虫传播疾病有肾综合征出血热、疟疾、乙型脑炎、流脑、淋巴丝虫病、登革热、鼠疫等。水灾时根据环境特点，应选用高效低毒或滞留喷洒药剂，各类诱饵有明显的警戒色，严防人畜中毒。重点注意对蚊虫、蝇类、蚤类等的控制。

1. 蚊虫控制　室外空间喷雾迅速杀灭成蚊，应选用超低容量制剂及相应器械。室内或帐篷内壁应用持效性长的杀虫剂做滞留喷洒，或使用气雾剂空间喷洒，蚊香熏杀或驱避，灾民或救灾人员夜间休息应使用杀虫剂浸泡处理的蚊帐以阻断病媒动物与人接触并能杀灭室内蚊虫。户外活动工作时使用驱避剂涂抹。根据蚊虫孳生地监测情况，在密度较高区域使用灭幼剂。对人员居住周围区域实施环境治理。

2. 蝇类控制　室内或篷内墙壁、顶棚应用持效性长的杀虫剂滞留喷洒。应用毒绳、毒饵灭蝇，也可用粘蝇彩带粘蝇。室外可用空间喷雾杀灭成蝇，也可用诱蝇笼诱捕成蝇。公共厕所、私厕、垃圾堆等蝇类孳生地可使用杀虫剂杀灭幼虫。

3. 鼠蚤类控制　灭鼠蚤用杀虫粉剂处理鼠类的栖息场所，沿鼠道、鼠洞周围喷撒宽 20 ～ 25cm、厚 0.2 ～ 0.5cm 的粉块，每个鼠洞喷撒粉剂 30g。灭游离蚤时用杀虫剂喷洒卧室、床铺、被褥、沿墙地面、缝隙、牲畜圈等。应先施药，再清理环境和灭鼠，再施药。

二、旱灾卫生害虫防制

由于长期无雨、少雨、气温高、湿度小，土壤水分严重不足，农作物生长受到抑制，甚至死亡，造成生态环境破坏，水源污染，食品污染，卫生害虫孳生，特别是肠道传染病流行。卫生害虫防制的重点应是：清理孳生地，大力开展灭蝇工作。

三、震灾卫生害虫防制

地震发生时，基本的居住条件房屋等被破坏，震灾严重时人们被迫迁居到临时居住场所生活。由于人畜多，杂物多，生活环境恶化，粪便、垃圾不能及时处理，蚊蝇等卫生害虫的密度升高。因此，灾民与蚊、蝇、蚤等的接触机会增多，极易造成自然疫源性虫媒疾病和肠道传染病的流行。为了控制疾病的发生，保证灾民的健康和灾后重建工作的顺利进行，必须采取紧急措施控制蚊、蝇等，降低其密度，以减少其传播疾病的机会。

针对蝇类，需要在蝇类孳生地采取有效的手段，对蝇类幼虫进行杀灭。对于粪便中孳生的蝇类幼虫，可以通过喷洒合适的低毒的有机磷卫生杀虫剂。对厕所内墙面、垃圾桶内壁、垃圾场地面等环境，可以用拟除虫菊酯类卫生杀虫剂进行滞留喷洒，达到杀死成蝇的目的。当室外局部环境蝇类密度较高时，也可采用空间喷洒迅速杀灭成虫。在民房、小餐饮店首先可以利用物理防蝇措施进行防蝇，主要是门口安装门帘、窗户安装纱窗阻止成蝇进入，在蝇类较多的场所适当使用粘蝇条等。对规模较大的饭店，可以在门口安装风幕机，餐厅内设置灭蝇灯等装置灭蝇。

控制居民区或生活区周围的蚊虫孳生：可以清除生活区周围（50 ～ 100m）的小型积水，将看到的废弃的小型容器（盆、碗、罐、缸等）随手倒置，减少蚊虫孳生地，同时清除。不能马上清除的积水或水塘，可以用有机磷杀虫剂进行表面喷洒，每周 1 次。由于拟除虫菊酯类杀虫剂对水生动物有较高的毒性，因此，严禁在积水、水塘和河流等水面使用拟除虫菊酯类杀虫剂。室内外蚊虫数量较多对人造成较大骚扰时，可以采取空间喷洒的方式杀灭成虫。在一般情况下，室内可以在墙面进行滞留喷洒杀灭在墙面停留的成蚊，也可以在夜间使用各种蚊香减少蚊虫对人的骚扰。

其他吸血节肢动物的控制：地震发生后，人群的居住环境发生很大变化，许多人选择在耕地、绿地中搭建帐篷生活，卫生条件急剧下降，往往可能造成一些平时不多见的吸血节肢动物孳生泛滥，骚扰人群的正常生活。常见的吸血节肢动物包括蚤类和革螨等。

蚤类的孳生和骚扰一般是由于和宠物生活在同一环境中造成的。因此，在控制环境中蚤类的同时也必须保持宠物的卫生，减少蚤类的携带。蚤类对卫生杀虫剂都非常敏感，用一般的杀虫剂即可达到有效控制的目的。但同时最好能经常给宠物洗澡，减少携带蚤类的可能，从而减少或杜绝蚤类在环境中的孳生。

出现螨虫孳生一般有两种原因，一种是环境中本来就有螨虫生活，如果园草地中；另一种是由于环境湿度较大螨虫大量孳生造成骚扰。对于果园和草地等环境，可以通过清除杂草、硬化地面等方法减少螨虫的孳生，条件允许的情况下，可以喷洒氟氯氰菊酯以杀灭环境中的螨虫。如果由于环境湿度大，则可以通过通风、阳光暴晒等方式，降低湿度，杀灭螨虫，减少和杜绝相应的骚扰。

参考文献

陈昕璐，台宗光，朱全刚，等，2023. 驱蚊剂的研究新进展 . 药学实践与服务，41（2）:81–85.

褚宏亮，周明浩，2014. 病媒生物防制应用指南 . 苏州：苏州大学出版社 .

蒋国民，2016. 公共卫生与家庭用杀虫剂型及其应用技术 . 北京：科学技术出版社 .

李昌兴，刘东东，高一星，等，2023. 新烟碱类杀虫剂的研究与开发进展 . 化学试剂，45（3）:29–36.

类晶晶，公茂庆，刘丽娟，2022. 媒介蚊虫生物杀虫剂杀虫机制及效果研究进展 . 热带病与寄生虫学，20（4）:235–240.

农向群，王广君，王以燕，等，2023. 白僵菌和绿僵菌作为防控红火蚁生物农药的潜力及前景 . 中国生物防治学报，39（2）:453–461.

王陇德，2010. 病媒生物防制实用指南 . 北京：人民卫生出版社 .

肖汉森，何亚明，季恒青，2021. 灭蟑饵剂的研究及应用进展 . 中国媒介生物学及控制杂志，32（5）:642–646.

《病媒生物密度控制水平蜚蠊》（GB/T 27773–2011）

《病媒生物密度控制水平蚊虫》（GB/T 27771–2011）

《病媒生物密度控制水平蝇类》（GB/T 27772–2011）

《病媒生物综合管理技术规范化学防治蜚蠊》（GB/T 31719–2015）

《病媒生物综合管理技术规范化学防治蝇类》（GB/T 31718–2015）

《病媒生物综合管理技术规范环境治理蚊虫》（GB/T 31717–2015）

《臭虫防制技术规范》（DB12/T 587–2015）

《红火蚁专业化防控技术规程》（NY/T 3541–2020）

《农药登记用卫生杀虫剂室内药效试验及评价第 4 部分：蚊香》（GB/T 13917.4–2009）

《农药田间药效试验准则（二） 第 149 部分：杀虫剂防治红火蚁》（GB/T 17980.149–2009）

《卫生杀虫剂现场药效测定及评价杀蟑毒（胶）饵》（GB/T 27783–2011）

《卫生杀虫剂现场药效测定及评价总则》（GB/T 27784–2011）

《卫生杀虫剂安全使用准则拟除虫菊酯类》（GB/T 27779–2011）

《卫生杀虫剂现场药效测定与评价驱避剂》（GB/T 39513–2020）

《卫生杀虫剂现场药效测定与评价杀蚊幼剂》（GB/T 31711–2015）

附　录

一、常见卫生害虫及其主要危害

见附表 1。

附表 1　常见卫生害虫及其主要危害

卫生害虫种类		主要危害
蚊	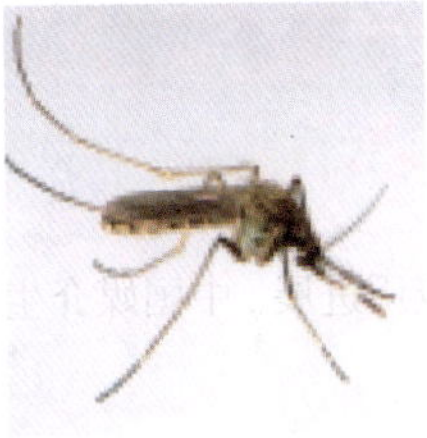	叮咬吸血、骚扰；传播疟疾、淋巴丝虫病、流行性乙型脑炎、登革热、基孔肯雅热、黄热病、寨卡热、裂谷热、西尼罗热、东方马脑炎、西方马脑炎、圣路易斯脑炎、委内瑞拉马脑炎、罗斯河热等
蝇	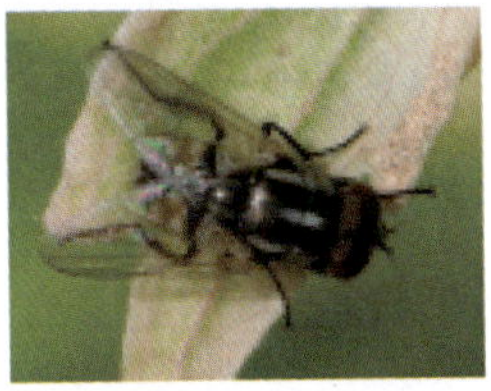	骚扰，少数叮咬吸血；幼虫寄生引起蝇蛆病；机械性传播多种传染病，如痢疾、伤寒、脊髓灰质炎、阿米巴病、结核、沙眼等；传播非洲锥虫病、结膜吸吮线虫病等
蜚蠊	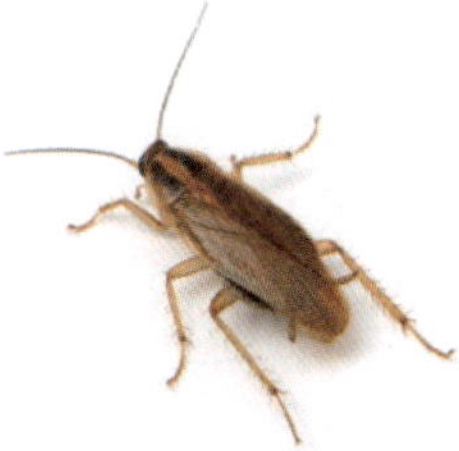	偶尔钻入耳道；机械性传播多种传染病，如痢疾、伤寒、脊髓灰质炎、阿米巴病等；传播部分绦虫病、美丽筒线虫病等
白蛉	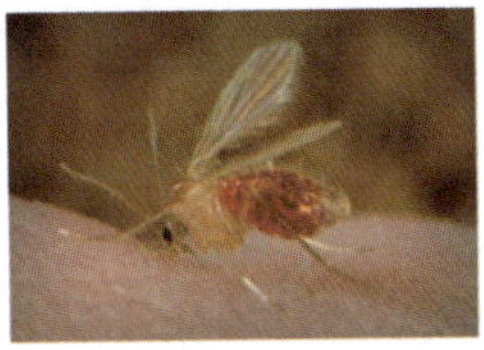	叮咬吸血、骚扰；传播利什曼病、白蛉热、巴尔通体病等

续表

卫生害虫种类		主要危害
蚤	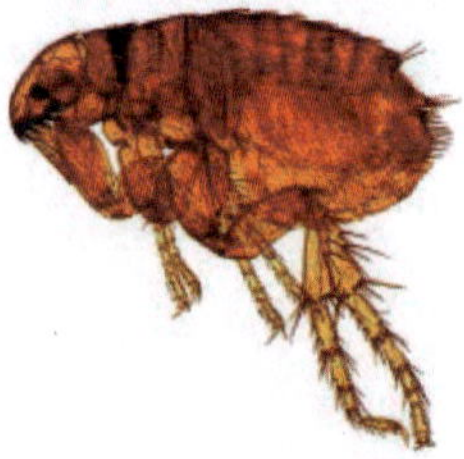	叮咬吸血、骚扰；传播鼠疫、地方性斑疹伤寒、野兔热、部分绦虫病等
虱	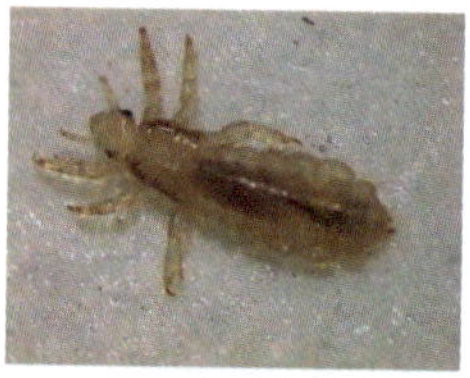	叮咬吸血；传播流行性斑疹伤寒、战壕热、虱媒回归热等
蠓	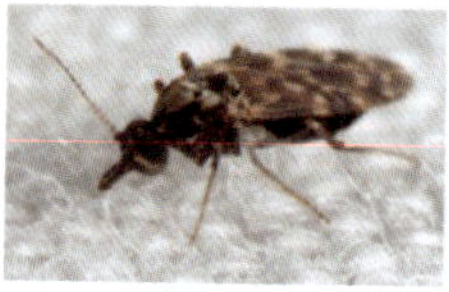	叮咬吸血、骚扰；传播曼森线虫病
蚋	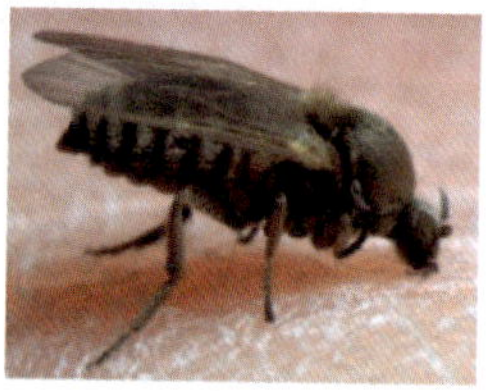	叮咬吸血、骚扰，继发感染导致淋巴腺炎、淋巴管炎和“蚋热”；传播盘尾丝虫病、曼森线虫病等
虻	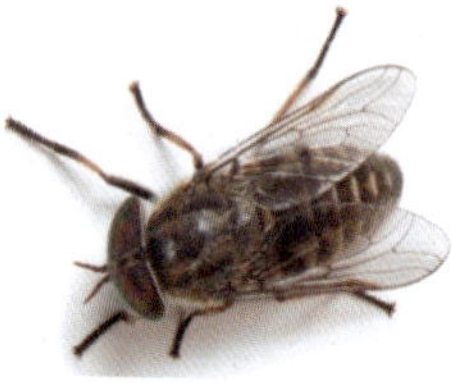	叮咬吸血、骚扰；传播野兔热、炭疽、罗阿丝虫病等
臭虫	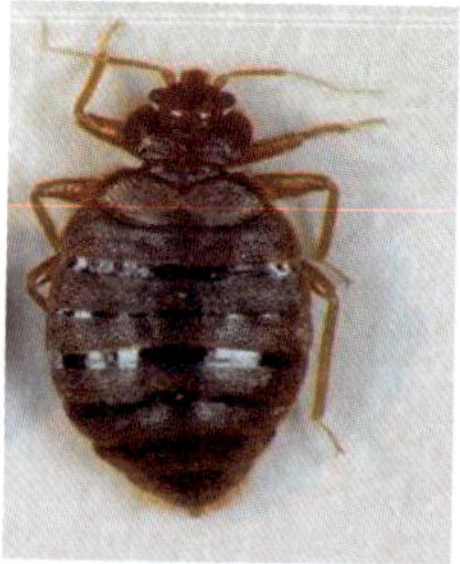	叮咬吸血、骚扰

续表

卫生害虫种类		主要危害
锥蝽	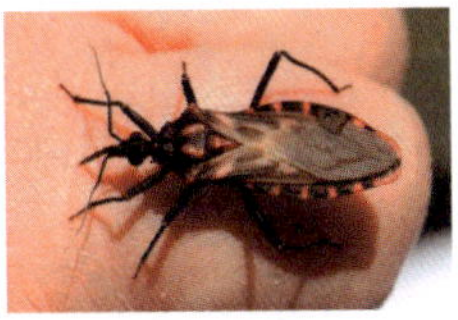	叮咬吸血、骚扰；传播南美锥虫病
蜱	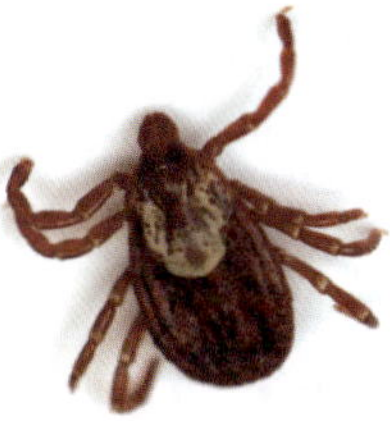	叮咬吸血、骚扰，引起皮炎；传播森林脑炎、新疆出血热、蜱媒回归热、莱姆病、Q 热、北亚蜱媒斑疹伤寒、巴贝虫病、鼠疫、布氏杆菌病、野兔热等
恙螨	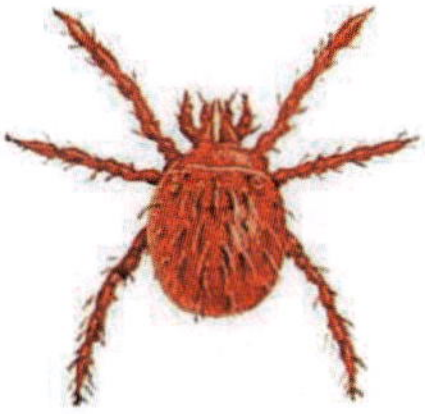	叮咬吸食组织液，引起恙螨皮炎；传播恙虫病，可能传播流行性出血热、Q 热、弓形虫病等
革螨	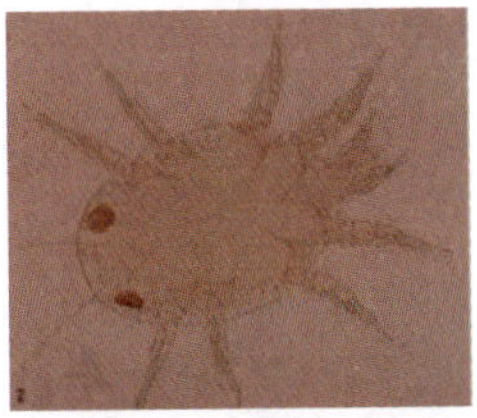	叮咬引起革螨皮炎，引起肺螨病等；传播肾综合征出血热、立克次体痘等
疥螨	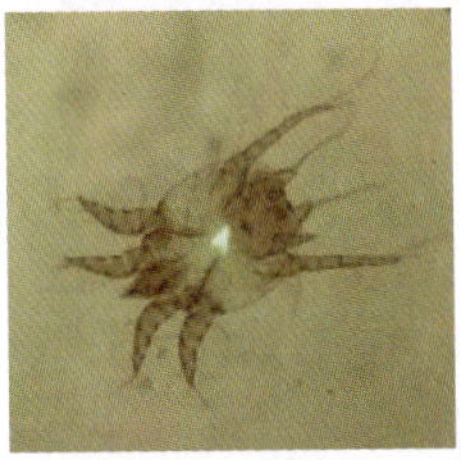	寄生在皮肤内，引起疥疮
尘螨	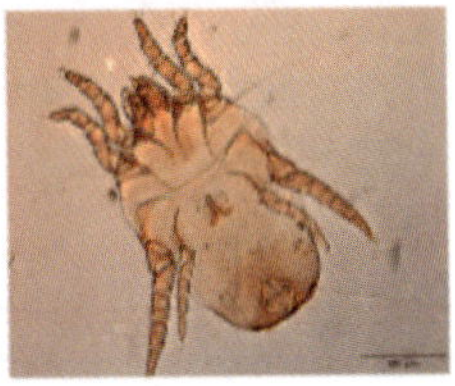	诱发过敏性疾病

续表

卫生害虫种类		主要危害
蠕形螨	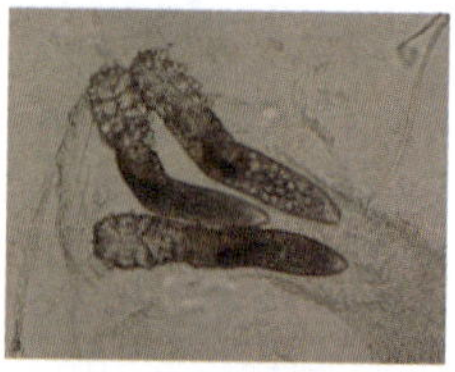	寄生在毛囊、皮脂腺内，引起酒渣鼻、痤疮
粉螨	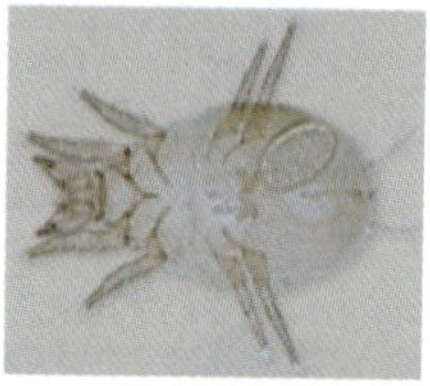	叮咬引起皮炎，可诱发过敏性疾病
蒲螨	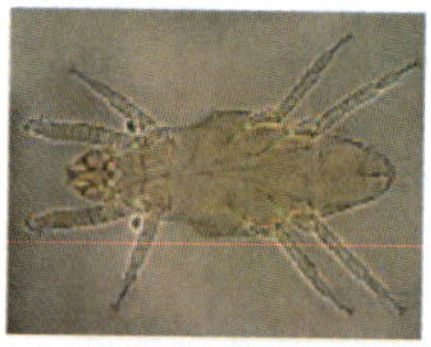	叮咬引起皮炎
蜈蚣	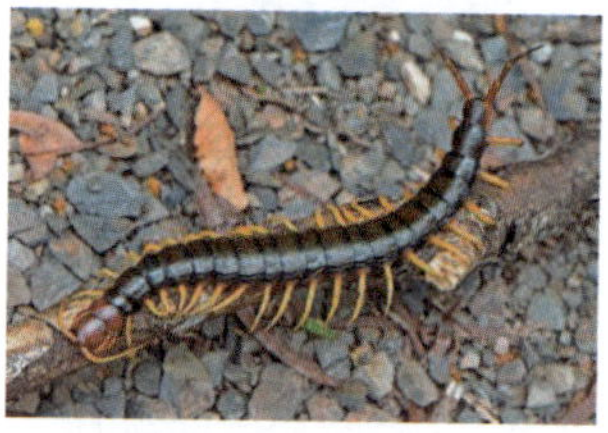	叮咬、毒害
马陆	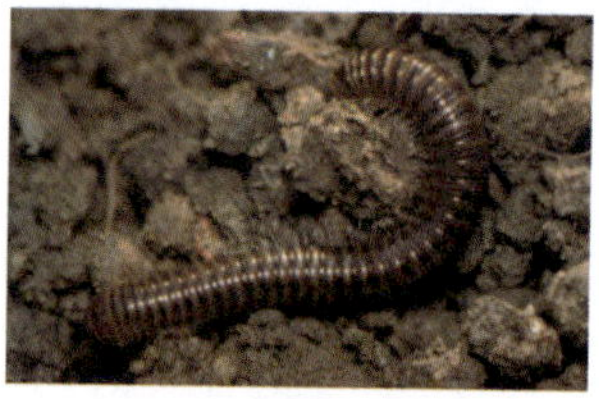	诱发过敏性疾病
毒蜘蛛	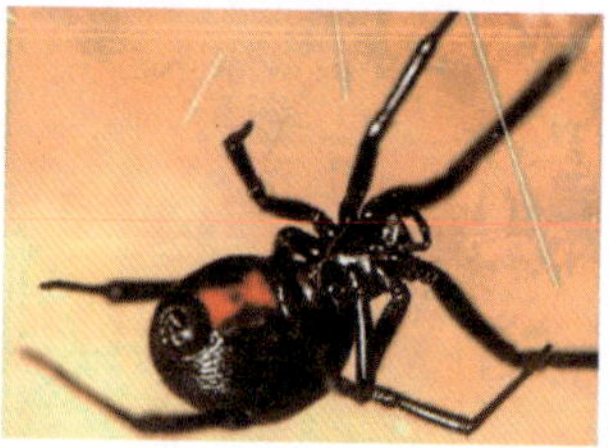	蜇刺、毒害

续表

卫生害虫种类		主要危害
蝎子	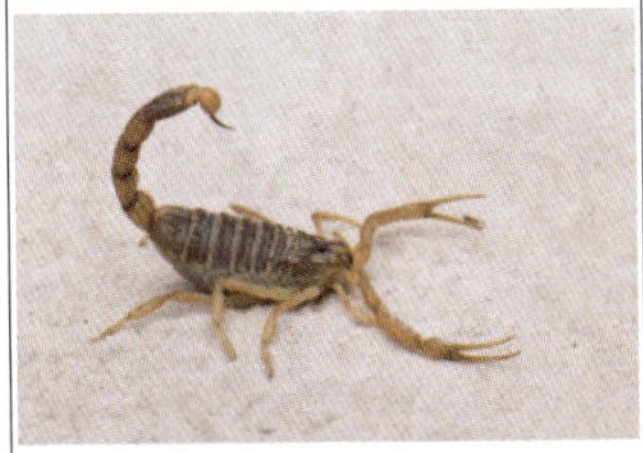	蜇刺、毒害
红火蚁	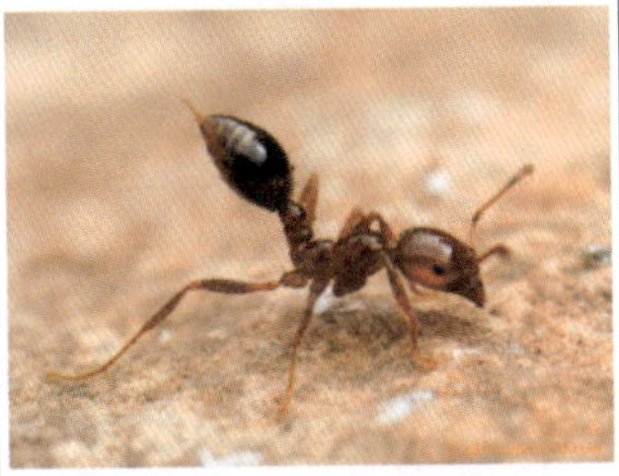	叮咬、蜇刺、毒害，可引起过敏性休克
毒隐翅虫	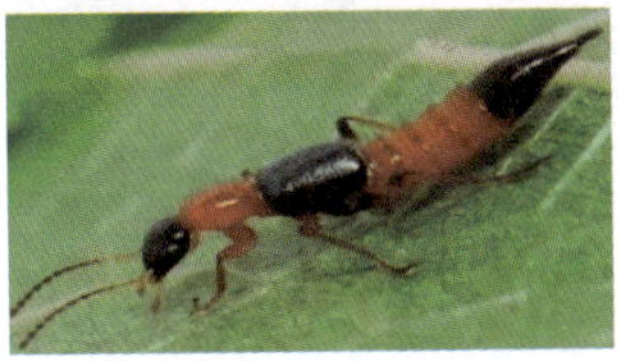	毒害，引起严重皮炎

二、常用杀虫剂有效成分类型

见附表 2。

附表 2　常用杀虫剂有效成分类型

类型	有效成分
拟除虫菊酯类	氯氰菊酯、顺式氯氰菊酯、高效氯氰菊酯、溴氰菊酯、氯菊酯、胺菊酯、右旋胺菊酯、氰戊菊酯、*S*- 氰戊菊酯、醚菊酯、联苯菊酯、右旋丙炔菊酯、四氟菊酯、右旋丙烯菊酯、生物丙烯菊酯、*S*- 生物丙烯菊酯、氟氯氰菊酯、高效氟氯氰菊酯、高效氯氟氰菊酯、生物苄呋菊酯、苄呋菊酯、苯醚氰菊酯、右旋苯醚菊酯、天然除虫菊酯、除虫菊素
有机磷类	马拉硫磷、杀螟硫磷、倍硫磷、辛硫磷、溴硫磷、双硫磷、甲基嘧啶磷、甲基吡噁磷、敌敌畏
氨基甲酸酯类	残杀威、茚虫威
有机氯类	滴滴涕、六六六、林丹、二二三（我国均已禁用）

续表

类型	有效成分
新烟碱类	啶虫脒、吡虫啉、噻虫嗪、呋虫胺、噻虫胺
苯基吡唑类	氟虫腈
昆虫生长调节剂	除虫脲、灭幼脲、吡丙醚、烯虫酯
微生物类	苏云金杆菌、球形芽孢杆菌、绿僵菌、白僵菌、黑胸大蠊浓核病毒